不吃藥、免手術，
有效改善激痛點的114個修復運動

鬆筋膜。除痠痛———○
雕曲線的————————○

強肌伸展
解痛聖經

金修然／著　　林育帆／譯

통증 제로 홈트

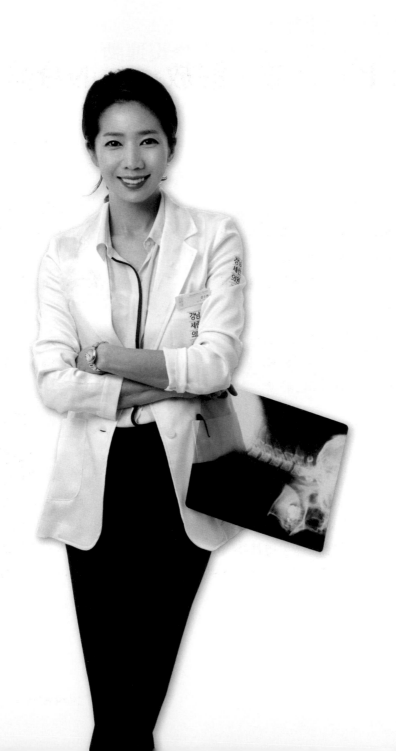

一天十五分鐘，解放疼痛的身體

　　就讀醫學院時期，我因為不明原因的腰痛而經常在圖書館和家中痛哭，要唸的書毫無止盡，但是明明只坐了一小時，腰部卻疼痛欲裂。雖然在醫院有請醫師為我治療，可是最後得到的回覆都是「沒有異狀」，越是這樣，我越感到憂鬱和恐懼，滿腦子都想著「難道我要這樣生活一輩子嗎？」

　　我就這樣在圖書館裡一忍再忍，等到真的忍無可忍時，才會懷著該躺下來休息的念頭，走回路程約二十分鐘的住處。可是快到家時，原本讓我感到痛不欲生的腰痛卻憑空消失，所以在家裡又能唸書了。

　　我不禁心想：「難道問題出在圖書館嗎？」只要一回到住處，原本坐在圖書館時讓我感到痛不欲生的腰部反而舒服多了。

　　「我做了什麼嗎？明明只有走回來而已啊……。」我的腦海中瞬間想起坐著時所使用的肌肉和站立或行走時所使用的肌肉，雖然我認真地查閱了解剖書，但是當時並不明白這兩者有什麼關聯。然而，我決定著手研究「走路能消除腰痛」這件事，於是開始每天認真地走路。越是鑽研「活動身體」這門學問，經歷越多神奇又驚人的體驗，使我逐漸變成運動愛好者。

讀醫學院時，我每天游泳和健身；畢業後，又學習瑜伽和皮拉提斯。當時韓國對於瑜伽或皮拉提斯較為生疏，所以我只好認真攻讀書籍和影片。即使每週末都去登山或騎自行車，每天還是要運動三小時，同時又得值急診室的大夜班，但是我依然對毫不疲倦的體力感到自豪。

不吃藥、不打針，透過修復運動為身體解痛

可是，某天原本無聲無息的腰痛卻悄悄地甦醒了。我感到納悶，明明那麼認真運動，究竟為什麼會產生疼痛感？直覺告訴我有「哪裡」出問題了，於是我便暫停所有的運動。受不了時，只做輕度的伸展操，然後正式開始唸書。我需要以功能性運動（Functional Movement）的理論為基礎所治療的經驗（當時國內研究這塊領域的臨床醫師並不多），所以四處前往海外的相關學會，這也讓我發現，有許多人正為了無法解決的慢性肌肉骨骼系統疼痛所苦，進而導致生活品質變差。以歐洲為首的諸多國家除了非得動手術的情況之外，皆不採取任何動作；門診也幾乎不給予注射或藥物處方治療。在美國的約翰·霍普金斯醫院，有一名跟我一樣因腰痛而就診的病患，他的處方箋中只記載「Therapeutic Exercise」（需要治療性運動），當然也沒有藥物治療或注射治療。

同樣身為醫師，卻看到完全截然不同的處理方法，不禁令我感到奇怪，他們該不會知道什麼不為人知的事吧？若是根據我所學到的，針對肌肉骨骼系統疼痛問題，醫師會先開消炎止痛藥、肌肉鬆弛劑及消化藥。如果病患有意願，醫師會建議在局部位置打針及接受物理治療，同時說：「若會痛再回診。」

雖然我對治療性運動（Therapeutic Exercise）有所了解，但是想到

若要讓病患能夠習慣，我就得親自嘗試，因此我便懷著不同以往的心態去學習如何運動。

　　深層肌肉、精細肌肉、大肌肉、慢縮肌和快縮肌等，我們會因為這些肌肉的使用方式、使用量和功能是否受損等原因而感到疼痛或健康。此外，人有時會像短跑選手一樣形成有肌肉的體態；有時則像芭蕾舞者一樣形成纖細又結實的體態，是否很神奇呢？

　　「優美又健康的體態！」就是它了。我下定決心要當一位能讓病患一輩子擁有美麗健康體態的醫師，取代定期替病患打針及開藥。聖經裡有句話說：「神就照著自己的形象造人，乃是照著祂的形象造男造女……。（中略）神看著一切所造的都甚好。」（《創世紀》1 章 27 ～ 31 節）人類被創造得如此美麗，乃至於連上帝看了也不禁說「都甚好」。

　　當今現代人的外貌都很美麗嗎？不論是誰，理所當然地皆會回答：「不。」如果說善良與美貌是為了恢復原本的功能，那麼痛苦（疼痛）消失也是必然的。如果想要雕塑曼妙體態，並從疼痛中獲得解放，就從現在開始吧！本書介紹的「解痛伸展操」，是從江南 Seran 醫院運動診療室的病患們所進行的項目中收集而來，並依照案例、症狀挑選既簡單又有效的動作。一天花十五分鐘就能打造出健康又曼妙的體態，一起讓這段時間變成珍貴的時間吧！

寫於束草洞診療室

金修然

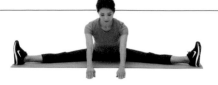

Chapter 3 臉部最常見的 3 個痛症問題
——下巴＆脖子

Chapter 4 肩頸最常見的 4 個痛症問題
——肩膀＆手臂

Chapter 5 常發生卻找不出原因的 7 個痛症問題
——複合性症狀

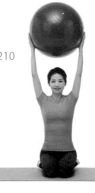

只要「姿勢」正確，
身體就能減齡 10 歲！

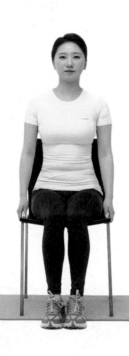

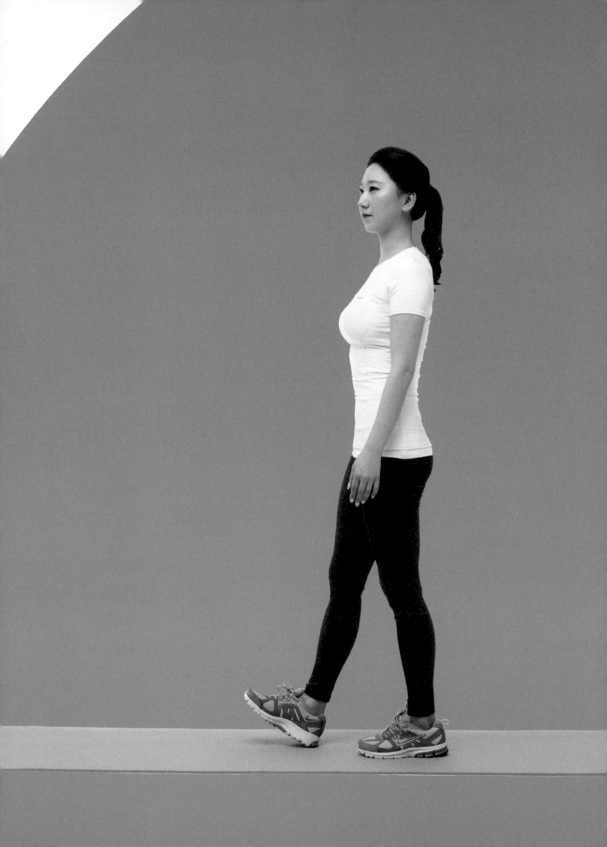

姿勢回正，
身體就能變年輕！

　　人類的身體容易習慣化，如果總是蹺著二郎腿坐著，並伸長脖子用歪七扭八的姿勢工作，那麼一字頸、圓肩、駝背和脊椎椎間盤所造成的疼痛問題遲早會發生。將身體重心放在一條腿上，用歪斜的姿勢站立，或總是挺著肚子站著，骨盆、膝蓋和腰部的疼痛也會很快浮現。

　　走路姿勢也一樣，如果走路時像蓋印章，是用整個腳掌「咚咚咚」地行走，而不是利用腳踝的動作將腳後跟往大拇趾方向推送出去，膝蓋和腳踝一定會受到損傷。

　　睡姿也很重要，如果總是習慣枕著一隻手臂睡覺，會使下顎受到壓迫，導致咬合不正，身體也會歪向另一側，造成肩膀和手臂發麻，進而引發疼痛。

　　站姿、走姿、坐姿及睡姿端正，是最基本的健康管理方式，不但能矯正體態，同時也能避免疾病和預防疼痛。人體宛如由 306 塊骨頭所組成的骨牌，只要有一處歪斜，整個身體就會因為失去平衡而倒塌。顳顎關節（位於兩側耳朵的前方）咬合不正會導致骨盆歪斜或膝關節角度改變，進而形成一字頸，肩膀和手臂肌肉也會隨之變形。

「身體年齡」取決於習慣和姿勢

提到「正確姿勢」，也許聽起來會太過於抽象，而且一定會有人說：「舒服就好啦！」並感到嗤之以鼻。然而，如果真的愛惜自己的身體，就必須充分了解。只要姿勢正確，便能打造勻稱身材，也能防止全身上下引起的老化症狀。

有句話說：「當你覺得為時已晚，正是最早的時候。」在身體年齡回春上，沒有「為時已晚」這回事。從現在起，先檢視自己的姿勢，再為了學會正確姿勢而努力吧！

身體是生命的紀錄，身體年齡是減十歲或增加十歲，端看你的習慣和如何生活而定，現在就來了解何謂正確姿勢和錯誤姿勢吧！

正確站姿 Standing

1. 抬頭挺胸，頸部和頸椎呈一直線，下巴稍微往後縮。
2. 雙腳微微張開，讓體重均勻承載在雙腿上，避免膝蓋往後，或是歪向外側及內側。

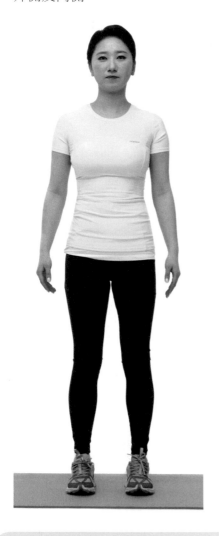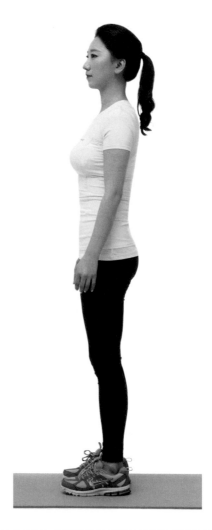

TIP 用力夾緊臀部，避免身體往前傾。這時腹肌和大腿肌肉會受到刺激，進而形成正確姿勢。

✕ 〔錯誤姿勢〕

**要避免站立時，將身體重心放在其中一條腿上，
或是彎腰駝背，讓小腹凸出。**

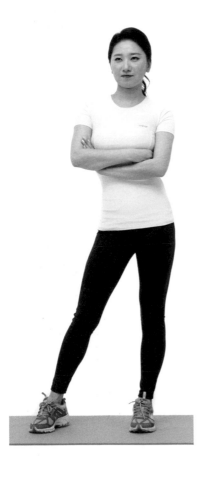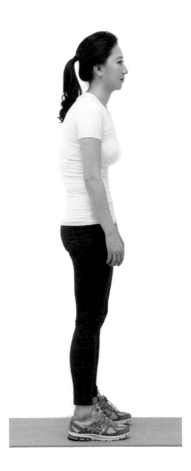

正確走姿 Walking

1. 走路時，耳朵、頸部和肩膀呈一直線。
2. 眼睛直視前方，視角往上15度，下巴往下縮。避免過度施力在肩膀上；手臂和往前踏出去的腳及另一隻手臂一起揮出去。
3. 腳踝和腳掌的移動十分重要，腳踝放鬆，在自然狀態下從腳後跟開始接觸地面，待大拇趾最後觸地後，再挪動下一步。

TIP

1. 走路時，從腳後跟開始，再讓整個腳掌接觸地面。
2. 肩膀和骨盆的位置呈一直線，想像有人在頭頂上方拉著你。
3. 避免身體往前傾，超過腳的位置。
4. 身體輕輕地左右轉動，手臂自然地前後擺動。

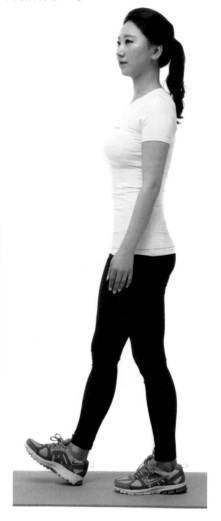

× 〔錯誤姿勢〕

要避免身體往前傾，超過腳的位置。

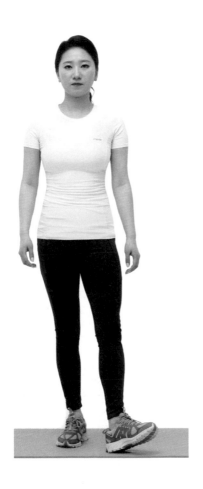
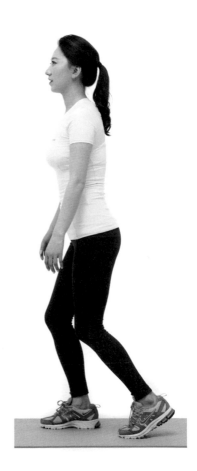

正確坐姿 Sitting

1. 對於長時間久坐的現代人來說，正確坐姿非常重要。肩膀放鬆，凝視正前方，下巴稍微往內縮，並注意肩膀不要往內縮起。
2. 臀部盡量緊貼椅子內側，然後調整骨盆、胸口和頭部的位置，讓脊椎的曲線能自然維持著。
3. 背部靠好，避免離開椅背。將靠枕放在脊椎中間位置，再坐下靠好。
4. 使用電腦工作時，需調整螢幕位置，必須跟視線同高。

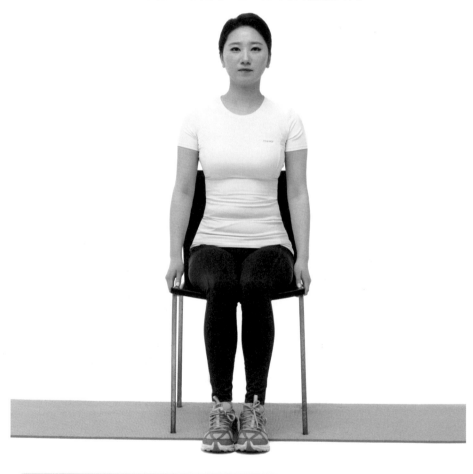

TIP　　端坐在椅子上，腰部到臀部則緊貼椅背。

✕〔錯誤姿勢〕

應避免坐下時腰部沒有緊靠椅背，
或是彎腰駝背且脖子伸長的坐姿。

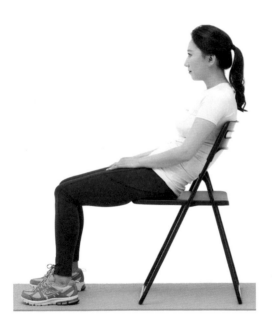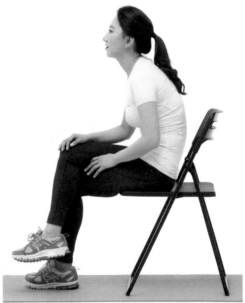

正確睡姿 Sleeping

1. 躺姿，直視天花板，讓身體呈一直線，枕頭要能支撐頸部和頭部。
2. 側睡時，枕頭跟肩膀高度需一致，亦可將枕頭夾在雙膝之間調整，避免臀部變形。
3. 或是將其他枕頭放在腰部位置，讓骨盆和肋骨能找到平衡。

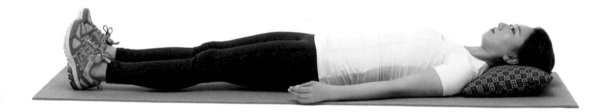

TIP

1. 側睡或趴睡的習慣對健康無益。
2. 平躺睡覺卻使用太高的枕頭，會變成一字頸，進而加深頸紋。相反地，如果使用太低的枕頭，會無法支撐頸骨的 C 字曲線，導致頸部和肩膀產生疼痛感。

✕〔錯誤姿勢〕

應避免枕著手臂側睡或趴睡。

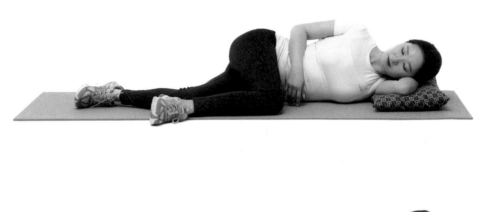

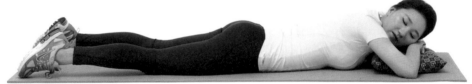

Chapter 1

下半身最常見的 8 個痛症問題
——腰部&骨盆

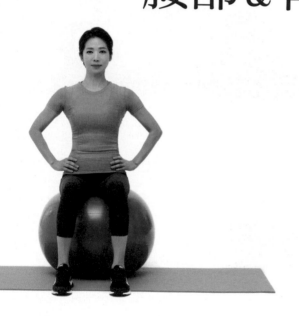

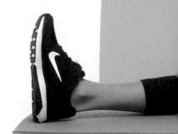

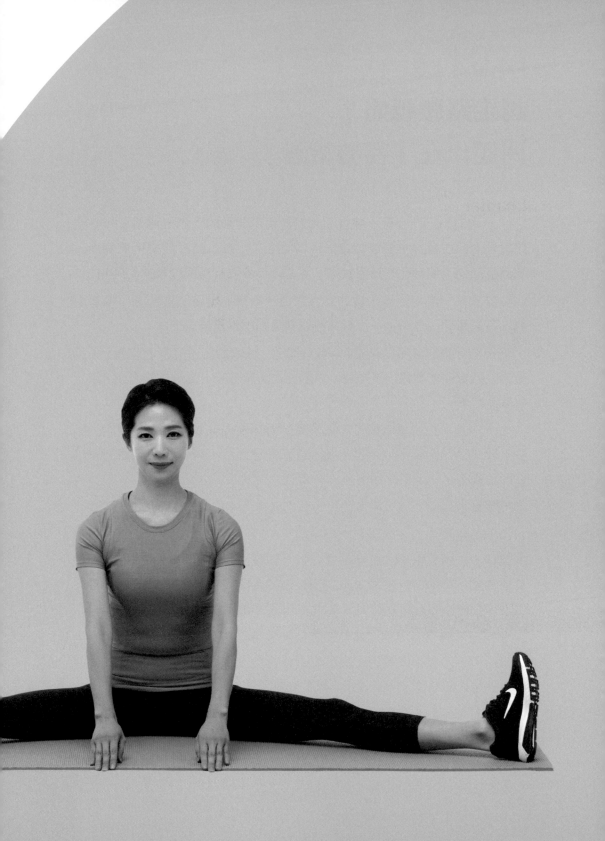

越走路腰越痛？
問題出在「姿勢錯誤」

一大清早出門上班，總會看到勤於健走運動的人們。可是，一旦走路習慣有誤，就算再怎麼持之以恆地健走，也難以讓身體變得更健康。我們應該先了解自己的身體狀態，再進行不造成疼痛部位負擔的運動。

某次，一名年近五十歲的女性來到診療室。她嘗試過游泳、舉重訓練、有氧舞蹈、登山等，沒有任何運動是她不曾嘗試過的。

「您好像非常熱愛運動。」我一問完，便收到出乎意料的答覆。「都是因為腰會痛的關係。」她說。「您是說就算腰痛，還是會去爬山嗎？」我感到吃驚。

「本來游泳一段時間了，但是受到游泳池內部維修，暫時關閉的影響，於是我開始爬山。可是，爬山時都沒有異狀，第二天卻腰痛到難以從床上起來。」她如此回答。

「跟我以前一樣，過度使用大肌肉就會產生疼痛感……」我想著。

雖然因腰痛而去看骨科，但是醫生只說沒有特殊異常，並叫她「要多運動！」由於原本就是運動愛好者，對健康也頗有信心，卻不清楚腰為何會痛，令她十分煩悶。假如用正確的走路姿勢健走，早就治好了，可是卻用錯誤的走路姿勢健走，比沒走路還糟糕，所以疼痛才會惡化。

她對健康充滿自信，這點在進行體檢時也表露無遺，檢查期間不但肩膀用力、過度抬頭挺胸，還不忘挺直腰桿及抬高下顎。然而，就算渾身再怎麼使勁站好，一旦連接骨骼的精細肌肉亂成一團，也是枉然。

不管是她的走姿還是站姿，都是錯誤的，所以腰部出現疼痛感也是必然。走路時不用腳踝，只有膝關節出力；站立時為了不呈現彎腰駝背

的姿勢，肩膀和下巴過度施力，才會造成腰部的負擔。

「您必須重新練習走路。」我如此說著。

「都這把年紀了，還要我練習走路？」她非常吃驚。

比起有氧或肌力訓練，伸展操更能放鬆肌肉

　　如果沒有矯正走路的習慣，會一直打亂身體的平衡，腰部和膝蓋便會產生疼痛感。從醫學上來說，步伐是由相當精細且複雜的結構所組成，腳後跟先觸地，然後蹬起大拇趾再往前走出下一步。若在走路時不使用腳踝，只能算是移動而非走路了。

　　腰痛是腰椎肌肉過度緊張所引發的症狀，所以我的處理方式是讓她「鍛鍊肌肉」，以便練就正確的走路姿勢，並請她透過運動放鬆收縮的肌肉。一般來說，提到運動便會浮現汗如雨下的有氧運動，或是舉起沉重槓鈴的肌力訓練，但是運用本身體重所進行的徒手伸展操對身體更有益，原因在於它不但有益身體循環，也能放鬆肌肉，讓身體更柔軟。

Doctor's talk

走路並非只有雙腳在動，也和姿勢有關

據說健走對健康有益，所以掀起一陣熱潮。可是，端看走路的步伐卻迥然不同。有人健走時將身體重心放在前面；或健走時挺著肚子、將骨盆推到最前面；也有人健走時只將一隻腳朝向外面；甚至健走時只抖動一邊的肩膀。走路時不是只有腿在動，而是全身的骨骼都在活動。正確的走姿不是靠自己有意識地走出來，而是自然形成的。正確的站姿也是如此。因此，必須鍛鍊站立和行走時所需的肌肉。假如肌肉沒有正常運作，運動只不過是造成壓力的勞動而已。

貓式伸展操

功效 放鬆腰部肌肉,鍛鍊柔軟度,同時也能有效舒緩腰部疼痛。

掃描看動作

每次 **5** 秒

反覆 **10** 次

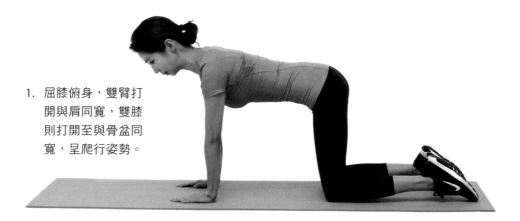

1. 屈膝俯身,雙臂打開與肩同寬,雙膝則打開至與骨盆同寬,呈爬行姿勢。

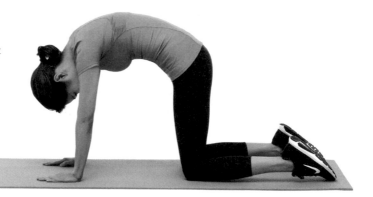

2. 眼睛直視肚臍,將背部往上捲起來,腳背壓地。

Point 臀部不往後移。

站立式前彎

功效 放鬆大腿後側和髖關節肌肉。

每次 **10** 秒
反覆 **10** 次

1. 呈站姿，眼睛直視正前方，
   雙腳張開到比肩膀寬。

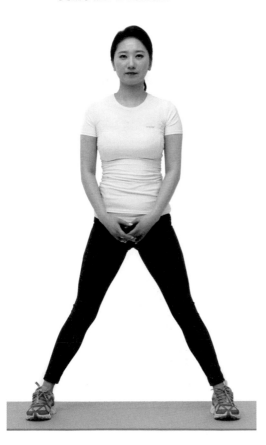

2. 臀部往後移的同時，
   上半身向前彎。

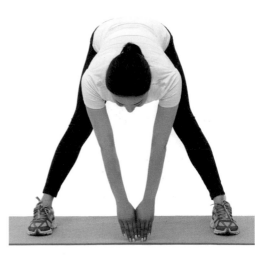

Point 注意是上半身向前彎，而非彎腰。

伸展全身

功效 延展腰部周圍、髖關節外側和肩膀肌肉。

每次 **10**秒
反覆 **10**次

1. 十指緊扣，手臂向右高舉，同時將雙腿交叉，注意膝蓋不彎曲。

2. 手臂往前腿的對角線方向伸展，可拉長側腹部。

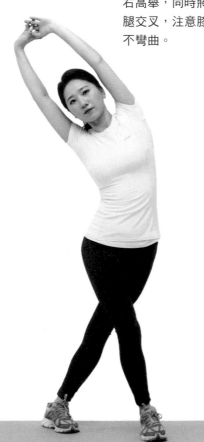

Point 像伸懶腰一樣，延展全身，要避免上半身過度向前彎。

躺姿抬臀

功效 提高骨盆的穩定性，並強健臀部和大腿後側
肌肉。

每次 **10** 秒

反覆 **20** 次

1. 呈躺姿並屈膝拱腿，雙腳張開至與
   骨盆同寬。手指壓地，固定上半身。

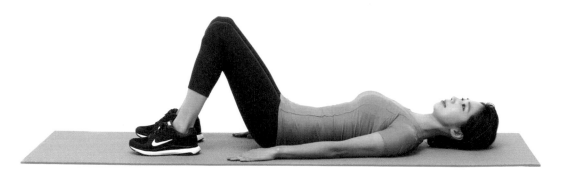

2. 腳後跟壓地，繃緊臀部，同時慢慢往上抬。維持抬臀姿勢
   10 秒後，再依照背部→腰部→臀部的順序，慢慢放下來。

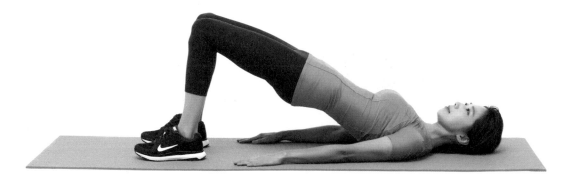

Point 要避免腰部過度彎曲。

夾球抬臀

功效 強健臀部和大腿肌肉，
提高骨盆穩定性。

每次 **10** 秒
反覆 **20** 次

1. 呈躺姿，屈膝拱腿，雙腳張開至與骨
   盆同寬並夾好球。手指壓地，以固定
   上半身。

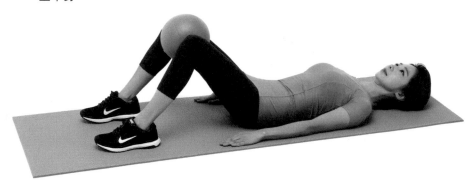

2. 夾緊膝蓋之間的球，再依照臀部
   →腰部的順序，抬起下半身。

Point 這時要繃緊膝蓋內側，並將臀部抬起。

趴姿抬上半身

功效 強健腰部和背部肌肉，預防椎間盤突出。

每次 **10** 秒
反覆 **20** 次

1. 呈俯趴姿，手臂打開至與肩同寬。

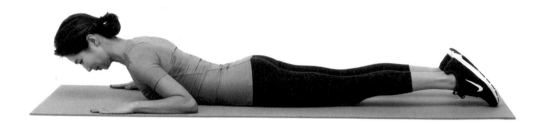

2. 手掌和手肘壓地，手肘要彎曲 90 度，避免肩膀過度用力，之後抬起上半身。這時需繃緊臀部，維持人面獅身像的姿勢。

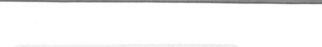

Point 維持骨盆壓地、臀部緊縮的姿勢。

躺姿抬腿

功效　強健下腹部，並透過靠枕保護腰部。

每次 **5** 秒

反覆 **20** 次

1. 呈躺姿，將靠枕墊在尾椎
下，雙腿抬起呈 90 度。

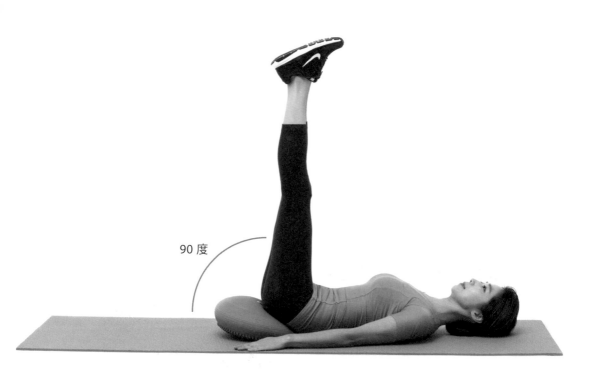

90 度

2. 慢慢吐氣，同時將雙腿放下到 45 度
   即停止，然後再回到原位。

   Point 腰部和上半身勿抬起。

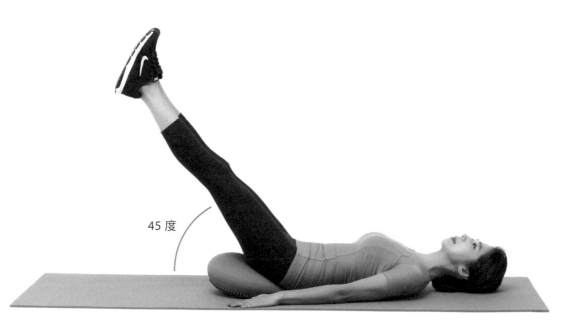

45 度

年紀大一定會腰痛？
多因「骨質疏鬆」所致

　　四十多歲的兒子帶著年逾八十的年邁母親進入診間，近來超過八十歲卻依然硬朗的老年人甚多，但是這位奶奶不僅彎腰駝背，連行動也不方便。「奶奶，您的腰很不舒服嗎？」她不禁點頭，似乎是被兒子硬帶過來的。長輩們多半會說：「我的毛病我清楚得很，沒有大礙。」不願讓子女擔心。

　　身為一個盡力不讓子女擔心的八十歲母親，這樣的場合確實令她感到不自在。這時兒子開口了：「我旅居國外，許久沒見到母親了，她走路時看起來很痛苦，帶她去骨科檢查後，醫師說是脊椎側彎。」

　　高齡八十多歲要做脊椎側彎治療，雖然有些棘手，但他們遠從大邱來到首爾，最少也要進行簡易檢查。檢查結果出爐，奶奶不但有椎管狹窄症、腰椎側彎症和椎間盤突出，甚至還有骨質疏鬆症。骨質疏鬆症是骨頭的骨密度變低導致骨骼變脆弱的疾病，**女性隨著更年期到來，女性荷爾蒙會急遽減少，這時很容易出現骨質疏鬆症**。如果有嚴重的骨質疏鬆，即使只是輕微的撞擊也極有可能因此骨折，連簡單的椎間盤手術也會變得困難重重。

　　即便要動手術，也得衡量進行手術或手術後康復的可能性，並根據病患的身體狀態決定，運動治療也是如此。奶奶的狀態連運動治療也不可行。經過一番思考後，我說：「本院可能無法提供治療。」奶奶聽到後立刻起身，一邊耍著性子，一邊拖著步履蹣跚的身軀踏出診間。

　　可是兒子卻用飽受衝擊的表情向我訴苦。「您母親的骨質疏鬆症太嚴重，而且又高齡八十多歲，為了治療，每週至少得從大邱來到這裡兩

次，太辛苦了。」我回答。

兒子依舊不離席，並說：「住家附近沒有適合接受治療的醫院，若去骨科，又會建議我們開刀，母親已經八十幾歲，根本不適合開刀。」

運動，要從年輕時開始

不動也是問題，動也是問題，除了在家接受康復治療外，別無他法了。最後我建議他們去了解在家也能做的復健治療。如同醫師的口頭禪一樣，在身體健康時就得好好保養身體，脊椎更是如此。肌肉和骨骼隨著年紀增長而退化是天經地義的事，不過卻有辦法讓身體年齡不變老，那就是在健康時透過運動保養身體。

如果身體不適，別試圖用「我最了解自己的身體」掩蓋過去，應向專家尋求幫助並及時治療，才是在高齡化時代活得更年輕的方法。

Doctor's talk

預防勝於治療，就是愛自己的方式

生完孩子後便全心全意照顧孩子，媽媽們往往無暇顧及自己的身體。如果你認為子女或先生會照顧媽媽的健康，那你就錯了。每次看到上了年紀後，因骨質疏鬆症找上門卻無計可施而頻頻喊痛的高齡患者，我不禁感到難過。原因在於，多數的媽媽們為了照顧家人而犧牲，卻未能好好照料自己的身體，在上了年紀後變成家人經濟與精神上的包袱。正因如此，身體健康時要好好保養。千萬要謹記，那是守護家人幸福的最佳辦法。

坐姿屈腿前彎

每次 **10** 秒
反覆 **10** 次

功效　想要解痛並獲得美麗的雙腿，這是必做的運動。既
能放鬆膝窩和小腿內側肌肉，又能保護膝關節，預
防關節炎，讓髖關節能順利活動。如果骨盆變形，
請務必試試這個動作。

1. 呈坐姿，腰部打直，右腿往
旁伸直，左腿彎曲放前面，
右腳尖往身體方向勾起。

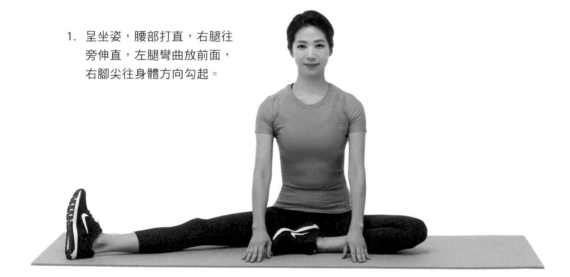

2. 慢慢吐氣，並將上半身往前
   彎曲，同時將雙手往前推。

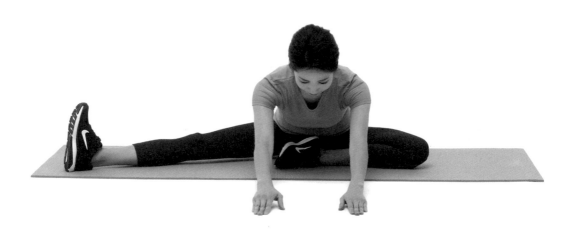

Point 腳尖往身體方向勾起，膝窩壓地，避免膝蓋彎曲。

超人式俯臥抬腿

功效 除了鍛鍊豎脊肌，也能有效
刺激背部和腿部後側肌肉。

掃描看動作

每次 **1** 下
反覆 **10** 次

1. 呈俯趴姿，雙臂和腿輪流交叉抬起。

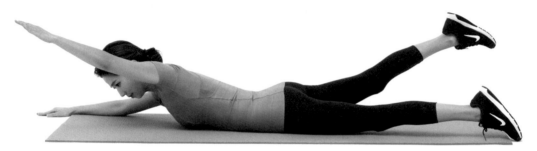

2. 左右輪流進行，每次反覆 1 下，
   再慢慢增加到每次 10 下。

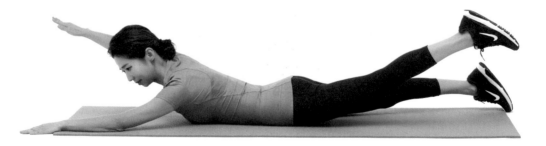

Point 臀部要用力，才能固定好骨盆，避免骨盆左右轉動。
頭部維持 45 度，避免抬得太高。

躺姿雙手抱膝

功效 不但能放鬆腰部肌肉、舒緩疼痛，
同時也能刺激腹部肌肉收縮。

每次 **5** 秒
反覆 **10** 次

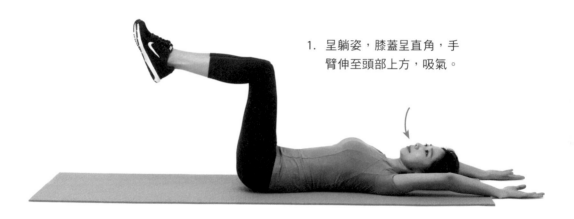

1. 呈躺姿，膝蓋呈直角，手
臂伸至頭部上方，吸氣。

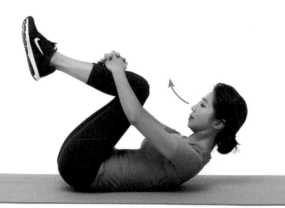

2. 一邊吐氣，一邊用雙
臂抱膝，下巴往腰部
方向縮起，並將上半
身捲起來。

Point 避免利用身體的反作用力起身。

椎間盤破裂只能動手術嗎？
運動治療效果不輸開刀

年近四十歲的男子打開診療室的門走了進來，手中拿著他在別間醫院拍攝的 MRI 核磁共振光碟片。礙於椎間盤突出的老毛病，他的臀部、腿甚至大腿後側疼痛發麻，因此他跑遍了骨科、神經科及大學附設醫院。

「有哪個部位特別疼痛嗎？」我問。

「腰會痛，臀部和腿部後側發麻。大學附設醫院診斷是椎間盤破裂，要我動手術。」他這樣回答。

「動手術嗎？」果不其然，檢查 MRI 後真的看到椎間盤破裂。

「可是院長，我開車上下班，工作時也沒有太大的不適，若開刀，有一段時間必須躺著，難道真的得動手術嗎？如果不動手術，以後會不會更嚴重……」他擔心地說著。

「可以不用動手術。」我回答。他對於我的答覆感到疑惑，於是反問我：「椎間盤破裂您卻叫我不要動手術？」

「是的，您不是說不想動手術，我也覺得不要動手術比較好。」我肯定地說。然後他又反問我：「可是為什麼其他醫院叫我動手術呢？」

「那是那位醫師的看法，我秉持不同看法。MRI 或 CT 這類影像醫學資料僅能供我們參考，最重要的是病患的症狀。既然您日常生活起居沒有大礙，除了臀部和右腿發麻的症狀之外，沒有任何不適，有必要非得動手術嗎？」我說。

「可是我明明椎間盤破裂。」他不死心地說著。

「只要時間久了就會自行被吸收。」我再度回答。

「被吸收？」他看起來不太相信。

「不會被快速吸收，有可能耗時一至兩年左右，但是一至兩年過後再拍 MRI 檢視，就會完全被吸收了。」我仔細說明。

椎間盤破裂時，並非只有手術能治療

椎間盤破裂時，髓核會流出來，壓迫到周圍的組織和神經，引起發炎，這時雖然會感到劇烈疼痛，但是一段時間過後，便會被周圍組織吸收掉，發炎反應亦會隨之消失。最後他決定接受運動治療和復健治療，而不是動手術。不過，如果病患難以承受痛楚導致生活品質下降，若想早日痊癒也可以選擇動手術。

我的弟弟二十年前也因為椎間盤破裂而決定在大學附設醫院動手術，當時弟弟二十歲，我則是醫學院的學生。意外事故使他的第四、第五節腰椎間盤破裂，導致他躺著動彈不得。幾經波折後，他取消了手術，進行長達一年的運動和復健治療，後來椎間盤被完全吸收了，也變得比以前更健康。

Doctor's talk

物理治療搭配運動，改善椎間盤突出

急性椎間盤突出多半是肌肉疼痛。肌肉收縮是為了盡到保護重要器官的責任，也就是說，肌肉為了保護脊椎而劇烈收縮。只要好好休息，通常一星期內就會康復。然而，如果急性椎間盤突出一再復發，卻沒有改善生活習慣，將會引發脊椎狹窄或是椎間盤破裂等情況。椎間盤的彈性很重要，一旦失去彈性導致椎間盤破裂，髓核便會流出來，受到滲透壓作用的影響，會被周圍細胞所吸收。如果希望滲透壓作用順利進行，不僅需要物理上的活動，復健運動也不可或缺。

坐姿移動骨盆

功效 透過左右移動，緩解疼痛。

每次 **5** 秒

反覆進行 **3** 分鐘

1. 坐在抗力球上，上半身穩定，從頭部到肋骨保持一直線。

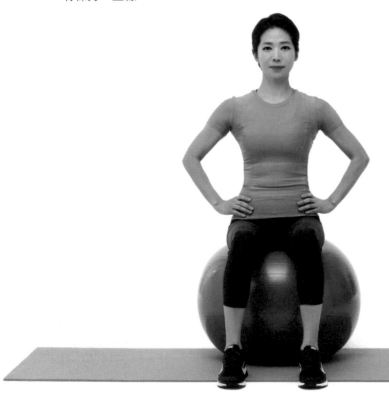

2. 吐氣，慢慢將骨盆往
   左側推動。

3. 吸氣，再從左側往右
   側推動。

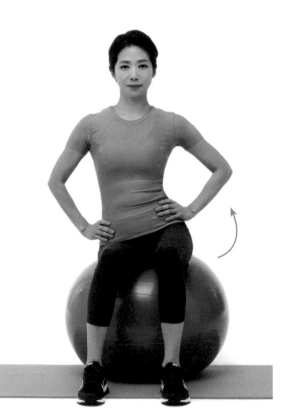
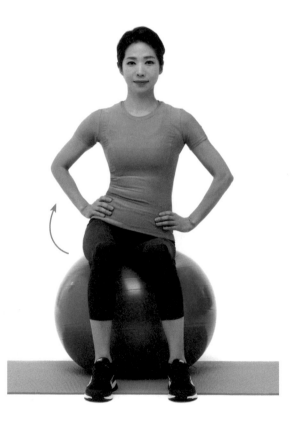

Point 肩膀保持穩定，並調整好呼吸的頻率。

跪姿抬腿舉手

功效 每天只要左右輪流維持 10 秒以上，並進行超過 10 次，
就能打造堅固的脊椎，維持骨盆的平衡感。

每次 **10** 秒
反覆 **10** 次

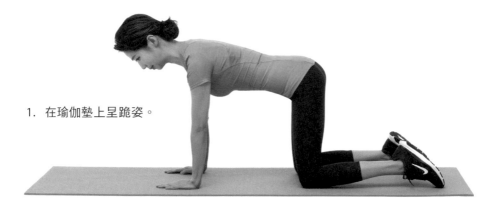

1. 在瑜伽墊上呈跪姿。

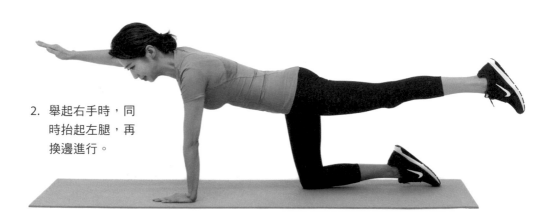

2. 舉起右手時，同
   時抬起左腿，再
   換邊進行。

Point 骨盆要避免往單側傾斜，腹部和臀部要用力，使腰部不往下凹。

瑜伽棒抬上半身

掃描看動作

每次 **10**秒
反覆 **15**次

功效 因大量使用腹肌和臀部肌肉，能刺激
並鍛鍊深層肌肉，對於固定脊椎有一
定效果。同時也能增加身體的彈性，
進而鍛鍊強化脊椎的深層肌肉和包覆
脊椎的肌肉，舒緩腰部疼痛。

1. 呈趴姿，雙臂打開至與肩
同寬後，放在瑜伽棒上。

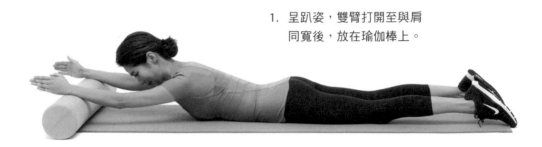

2. 一邊吐氣，一邊繃緊臀部
和背部肌肉，將瑜伽棒往
身體方向拉過來，並挺起
上半身。

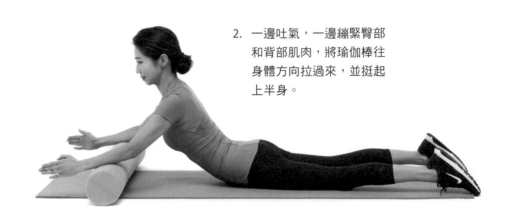

Point 腰部要避免過度彎曲。

Case 04

腹部肥胖引發腰痛，體態如同老人！
多做伸展操可讓身體回春

一名即將入伍的二十多歲大學生，因疼痛前來就醫。明明是診治年輕人，我的目光卻一直望著他的媽媽。彎腰駝背、走路不方便、圓肩、隆起的腹部贅肉、像烏龜一樣向前凸出的脖子等，全身上下的體態都變形了。有個二十歲出頭的兒子，那她應該是四十多歲，可是看起來卻像六十歲。不過萬萬沒想到的是，兒子竟然有事拜託我。

「院長，希望我媽媽也能接受診療，明明這裡痛、那裡痛，卻總是說沒有大礙，但是今天我來看診，她卻吵著要一起來，我只好把她帶過來了。」一瞬間，為媽媽操心的兒子眼中泛著淚水。

我開始寫病歷表，但聽到媽媽的出生年月日後大吃一驚，四十七歲，豈不是跟我同齡嗎？雖然同樣都是四十七歲，但是她的兒子已經二十幾歲了，我的兒子只有十八個月大。人們常說晚生會讓女性身體變老，可是我再次體會到一件事，跟生育年齡相比，身體年齡能否回春取決於「如何保養身體」。

年紀增長後，肌力會不斷流失

檢查結果出爐，她的身體年齡逼近六十歲，包括脊椎狹窄症、脊椎滑脫症、腹部肥胖、骨盆變形、腿部變形加上退化性關節炎初期，身體沒有一處是健康無恙的。我針對她的情況加以說明，卻因為悲從中來而說不下去。為子女奉獻一切卻沒有好好照顧自己，這就是母親。

就在那時，她開口說話了：「年輕時，先生提早撒手人寰後，我什麼工作都做過。獨自一人撫養孩子們期間，出過一次車禍，但是沒能好

好接受治療，身體因此而垮了。由於經濟不寬裕，費用也是問題。」

「您不用擔心醫療費，當務之急是先減重，這樣才能改善疼痛問題，同時預防高血壓和糖尿病。」我如此回答。

由於腹部過於肥胖，如果不先治療，將無法擺脫腰部疼痛的問題。慶幸的是，她沒有骨質疏鬆症，也尚未進入更年期，所以還有希望藉由伸展操使身體年齡回春。

兒子接受疼痛治療後入伍了，她繼續接受腰部、骨盆和腿部變形的治療，受到正確姿勢和運動指導後，她開始一點一滴改變了。明明不是接受整形外科或皮膚科的治療，變形的身體卻能恢復勻稱體態，不僅臉色與眼神變得不一樣，整個人也充滿自信。連醫院同事們也大為吃驚，她的脖子和腰不但變得又直又挺，而且再也沒看到她用內八字腳搖搖晃晃地走路了。

聽到我說：「完全判若兩人呢！」她開懷大笑地回答：「變瘦變美固然開心，但是我的樣子能有所改變更令人驚喜，現在我有信心什麼事都做得到。」

Doctor's talk

就算已四十，身體依然能回春

退化性改變以四十歲為起點，意即身體會急遽老化，從那時起就該努力讓身體年齡回春。退化性改變無法挽救，方法僅有鍛鍊深層肌肉的肌力。受到腰部或膝蓋退化的影響，人會難以維持正確姿勢，也無法端正姿態，因此會產生疼痛。如果想終止這樣的惡性循環，四十歲正是專心鍛鍊深層肌肉的好時機。

身體分節運動

功效　強化腰部肌肉，進而打造強健的脊椎。

每次 **10** 秒

反覆 **10** 次

1. 呈坐姿，腰部挺直 90 度。舉
起雙臂，使其跟雙腿平行，注
意膝蓋和腰部不能彎曲。

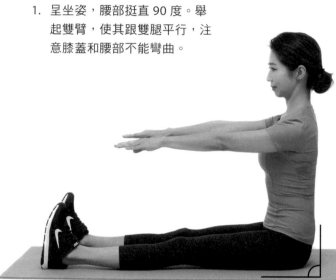

90 度

2. 腹部用力，接著慢慢向後躺，
   躺下時會感覺到脊椎分成一節
   一節在移動。

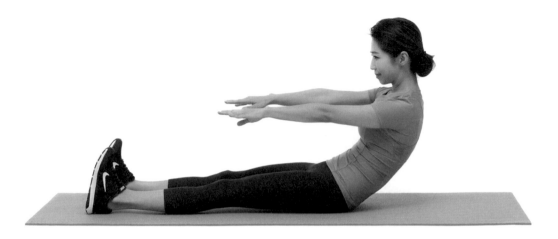

3. 最後完全躺平在墊上，之後慢
   慢起身，重複動作。

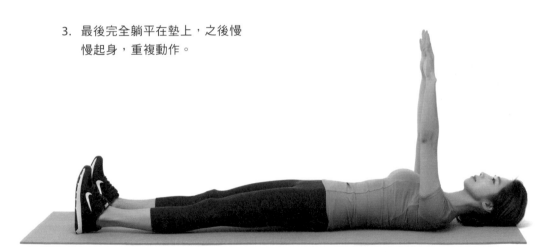

Point 腳尖往身體方向勾起，膝窩壓地，避免膝蓋彎曲。

躺姿捲腹

每次 **5**秒
反覆 **20**次

功效　強健上腹部，刺激並鍛鍊呼吸時的肌肉。

1. 呈躺姿並屈膝，膝蓋打開至與肩同寬，雙
   手放於頭後方，十指緊扣，吸氣。

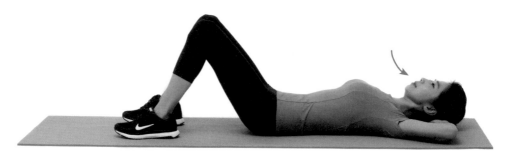

2. 一邊吐氣，一邊抬起上半身。這時頭部像
   枕在手掌上一樣，輕輕抬起，並避免下巴
   過度往下壓，手肘要向外打開。

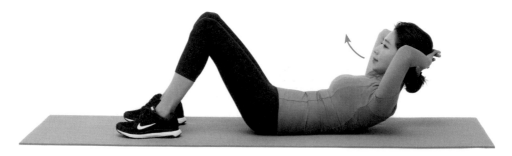

瑜伽棒抬腿

功效 提升下腹部和深層肌肉的平衡感，效果非常好。

每次 **10** 秒
反覆 **10** 次

1. 呈躺姿，背部平貼在瑜伽棒上，接著抬起雙腿。

90 度

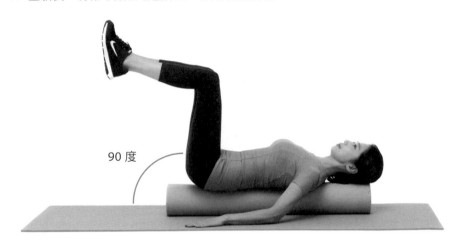

2. 雙腿維持 90 度，接著輪流抬腳。腰部要保持固定，如同壓著瑜伽棒一般。雙腿要慢慢上下移動，運動效果才會大。

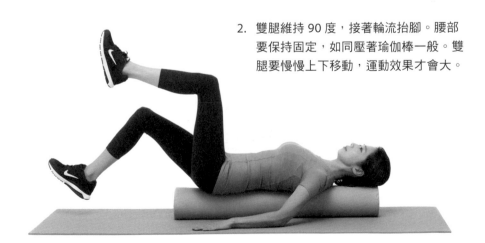

坐姿抬腿

功效　能維持骨盆的穩定性，同時刺激髖關節和
　　　　平常較少使用的肌群。

每次 **10** 秒

反覆 **3** 分鐘

1. 坐在抗力球上，固定好上半
　 身，雙腿打開至與骨盆同寬。

2. 抬起左腿後原地撐 10 秒，這時應
   固定好上半身，避免身體晃動，
   接著換邊動作，左右輪流做。

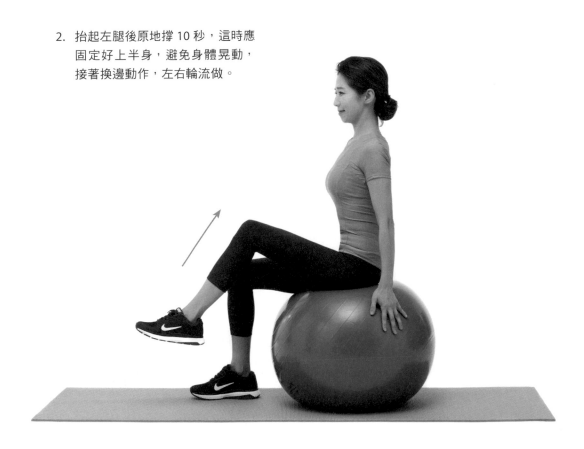

Point 腹部、腿部和骨盆周圍肌肉需用力，避免骨盆和臀部被推擠至一旁。

抗力球抬腿

功效　可同時使用到腿、臀部、腰部、腹部及肩膀等深層肌肉，不但能鍛鍊大腿內側肌肉，也能鍛鍊包括骨盆底的下腹部肌肉，屬於強健全身靈活度的動作。

掃描看動作

每次 **5** 秒

反覆 **15** 次

1. 將抗力球夾在雙腳中間，接著抬腿並與地面呈 90 度。

90 度

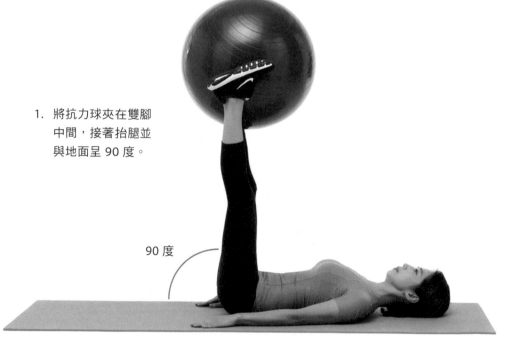

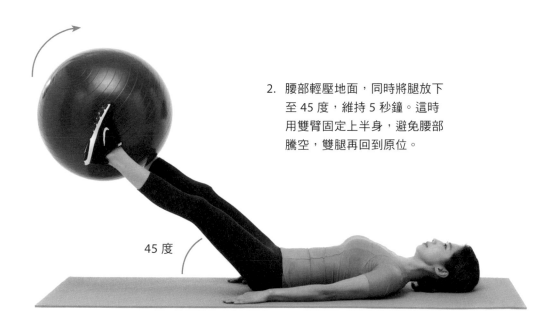

2. 腰部輕壓地面，同時將腿放下
   至 45 度，維持 5 秒鐘。這時
   用雙臂固定上半身，避免腰部
   騰空，雙腿再回到原位。

45 度

裙子常歪一邊？
其實是「顳顎關節」出問題了！

想要治療顳顎關節咬合不正的二十歲女學生前來就醫，不但顎骨會發出「喀喀」的聲音，還伴隨頭痛和肩膀痛，由於實在太痛苦了，她只好從大學休學，可是卻因此患上嗜睡症。她說，最近連顏面歪斜的問題也跟著惡化了。

她在牙科和大學附設醫院做了各項檢查，也拍了顳顎關節的電腦斷層掃描，然而主治醫師卻只說「沒什麼大礙」。她說每次下顎發出聲音時都令她倍感壓力，不但會害怕，也會擔心別人怎麼看待她，為此都快要罹患社交恐懼症了。顳顎關節是臉部唯一的關節，由關節骨和下顎骨所組成。張大嘴巴打哈欠或進食時，下顎之所以會發出聲音，是因為顎骨脫離原來的位置，導致出現多餘空間的緣故。

「因骨頭碰撞而發出聲音，確實會令人感到害怕，不過只要將它想成是腰部椎間盤突出即可。因為椎間盤突出會壓迫神經，引發各種疼痛。」檢查後發現她同時罹患顳顎關節咬合不正、一字頸和骨盆失衡。我們的身體宛如由 306 塊骨頭所組成的骨牌，只要有一處崩壞，全身便會因為失去平衡而倒下。因此，只治療某個部位是毫無意義的，如同顳顎關節咬合不正導致骨盆變形一樣。

該名學生說，一開始穿裙子時裙子會轉來轉去，使她誤以為自己變瘦了，但是裙子之所以會轉來轉去，是因為腰線，也就是腰部左右平衡改變所產生的現象，導致裙子轉向有彎曲的那一側。一旦全身的平衡被破壞，腰部自然也會出現異狀。

一旦頸部和肩膀出問題，也會對腰部造成影響，尤其是顎顎關節的問題更會影響骨盆。顎顎關節有問題的人中，高達九成骨盆是變形的，所以才要拍脊椎 X 光，一併治療因身體平衡被打亂所衍生出的問題，這樣才能根治。

改善身體的平衡，才能治療顎顎關節

　　慢性疲勞是顎顎關節咬合不正所帶來的典型症狀。慢性疲勞會導致早上爬不起來，明明過著跟別人一樣的生活，卻覺得自己更疲憊。經常睡眼惺忪，不管做什麼事，臉上總是寫著「我好累」，容易被身邊的人貼上懶惰蟲的標籤。因此，該名學生也做了肝功能和甲狀腺檢查，甚至服用中藥，卻依然沒有痊癒。

　　後來，她決定先專心透過能鍛鍊連接顎顎關節下顎與上顎的肌肉、骨盆與腰部肌肉的伸展操，改善身體的平衡。結束治療後她變得比以前開朗，原本臉蛋上的痘痘和粉刺也不見了，眼神變得更加清亮，看起來格外有自信。

Doctor's talk

矯正顎顎關節和顏面歪斜的生活須知

· 咀嚼食物時，均勻使用兩邊的牙齒　　　· 睡覺時盡量平躺，勿趴睡

· 不用某一邊的牙齒嚼口香糖　　　　　　· 側睡時，兩側輪流躺

· 避免吃堅硬食物　　　　　　　　　　　· 經常放鬆心靈並正向思考

· 戒掉托腮的習慣　　　　　　　　　　　· 洗臉時按摩下巴周圍肌肉

· 站著時，身體力量均勻分散在雙腿　　　· 上下舒展耳朵上方的顳葉

　上，避免只有某一條腿出力　　　　　　· 經常做繞頸動作，伸展頸部

· 坐著時，請勿蹺腳

顳顎關節、顏面歪斜矯正運動

按摩頭皮（顳肌）

功效 提升專注力、促進頭皮血液循環。因為臉部皺紋會從耳朵前方開始長出來，若持之以恆地做，臉部肌肉會更有彈性。

雙手握拳，用中指第二個關節，上下輕輕按摩耳輪正上方（顳葉）頭皮 2 分鐘。

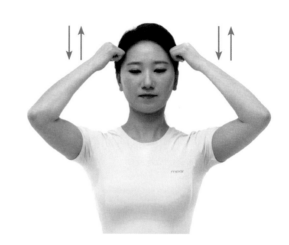

按摩下顎（咀嚼肌）

功效 洗臉時，養成先在臉上抹洗面乳後再按摩的習慣，能有效打造 V 型臉蛋。

1. 咬緊牙關，找到下顎處隆起的肌肉，確認好要按摩的位置後，放鬆牙關。
2. 雙手握拳，用最尖的關節上下按摩該部位 2 分鐘。

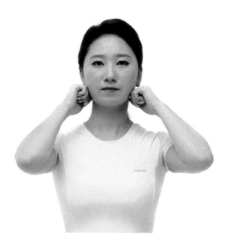

按摩頸部肌肉（胸鎖乳突肌）

功效 能打造美麗的頸部線條，並消除頸部皺紋。想擁有童顏，就要維持頸部、肩膀周圍肌肉的彈性。

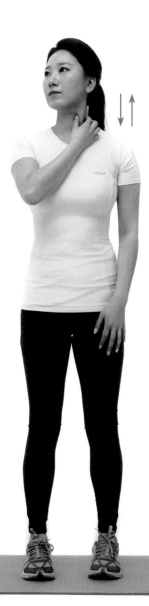

1. 扭轉頸部後，視線朝向 45 度角，找到向外隆起的肌肉。
2. 用大拇指和食指深深抓住肌肉，從下方開始上下按摩 2 分鐘。

> **Point** 由於肌肉越上方越厚，因此請輪流按摩上方和下方。

抗力球側腹延展

功效 能放鬆側腹和髖關節肌肉，
並調整歪斜的骨盆。

掃描看動作

每次 **10** 秒
反覆 **10** 次

1. 跪姿，用雙手抓住
抗力球，再舉到頭
頂上。

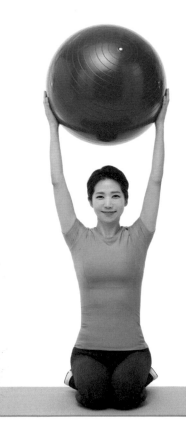

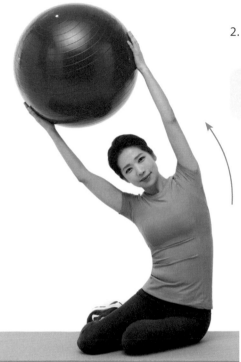

2. 將臀部推向旁邊，讓身體也跟著移動，
   以延展側腹。

   Point 這時應拿好抗力球，避免球往前掉，
   　　　　並同時繃緊另一側的側腹。

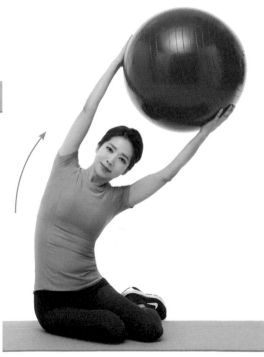

3. 重複 2 的動作，將
   臀部推向另一邊。

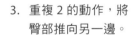

Case 06

髖關節像錯開般疼痛！
長期用單腳做家事所致

　　五十多歲的女性一跛一跛地走入診間，她即將入伍的兒子也在我們醫院接受脊椎側彎的治療。趁還來得及前，她也想接受治療。間歇性的鼠蹊部疼痛，是她決定要接受治療的原因。每次活動時總會「噠」一聲，覺得好像有什麼東西錯開的樣子，甚至會痛，令她十分掛心。

　　「從兩年前起，髖關節某側好像錯開一樣，很不舒服。我決定運動，便開始打桌球，但是打球之後卻產生疼痛感。核磁共振影像或電腦斷層也找不出原因，不但做了物理治療，也打了針，卻沒有好轉，只拿到消炎止痛藥，一直吃到現在。可是令我擔心的是，置之不理會不會演變成不可挽回的情況？」她擔心地說。

　　關節唇破裂（Labral tear）被誤認為是脊椎椎間盤突出所造成的疼痛症狀之一，也稱為「髖關節唇撕裂」。它和因椎間盤髓核壓迫脊椎神經而產生痛楚的椎間盤源性疼痛，以及梨狀肌壓迫坐骨神經導致臀部、腿和腳踝疼痛的梨狀肌症候群不同。就「髖關節進行特定動作時會痛」來說，髖關節唇撕裂和腰痛截然不同。

關節唇若破裂，反而更需要鍛鍊該處肌肉

　　髖關節又稱為「臀關節」（Hip joint），是由球窩形狀的髖骨臼、圓球狀的股骨頭所組成的關節。由於呈圓球狀，活動範圍大；接觸部位被唇形（Labral）的關節軟骨所覆蓋，能毫不費力地活動。可是，隨著年逾五十多歲，老化會造成關節軟骨撕裂，我們稱之為「關節唇破裂」。即使做了核磁共振影像也看不太出來，跑遍各大醫院也只會聽到「沒有異狀」的回答，所以多半只需服用止痛藥。

長時間用某側關節唇施力時，會導致關節唇裂開，引起關節唇破裂。舉例來說，這經常發生在習慣站著時，用某一隻腳關水槽、冰箱門或衣櫥抽屜的主婦身上。

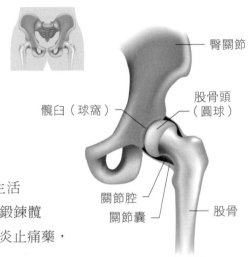

- 髖關節
- 股骨頭（圓球）
- 髖臼（球窩）
- 關節腔
- 關節囊
- 股骨

如果想要痊癒，就得動手術，但老實說，動手術可能會因小失大，所以我並不建議這麼做，原因在於生活品質可能因後遺症而變差。如果能靠鍛鍊髖關節周圍肌肉的運動回復，不用吃消炎止痛藥，那就沒必要動手術了。

忍受疼痛不是美德，這是因為患者常將病痛帶來的不滿、抱怨與怒氣全部轉移到家人身上的緣故。最重要的是，如果病痛已帶來壓力，尋求消除壓力的方法才是明智的選擇。

Doctor's talk

骨盆是身體的中心

骨盆不僅是支撐上半身脊椎的根基，同時也具有帶動雙腿的作用。因此，一旦骨盆歪斜，脊椎也會變彎，使髖關節的旋轉角度隨著骨盆的角度改變。如果骨盆往前傾斜，髖關節會隨之旋轉，腿則會轉向內側，導致膝蓋距離擴大，變成 O 型腿。長期下來，膝蓋內側軟骨會逐漸消失，演變為關節炎。這樣的生活習慣會成為肇因，進而引發問題，然後問題再以疼痛為徵兆顯現出來。二十至三十多歲時，會因為鮮少使用而出現髖關節疼痛；四十至五十多歲則是因為沒有正確使用，導致髖關節疼痛。

橋式抬臀

掃描看動作

每次 **10** 秒

反覆 **20** 次

功效　能提高骨盆的穩定性,鍛鍊臀部和
大腿後側肌肉。

1. 躺下屈膝後,雙腳打開至與骨盆同寬,
並用手掌壓地,固定上半身。

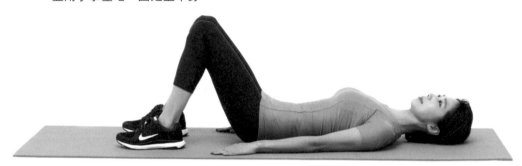

2. 腳後跟踩地,並同時繃緊臀部,再慢慢往
上抬起。維持抬臀狀態 10 秒後,再依背
部→腰部→臀部的順序,將身體放下。

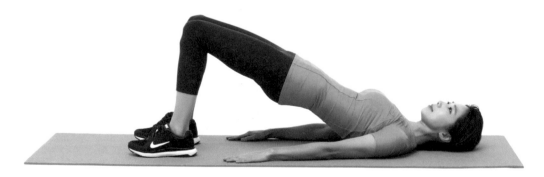

Point 這時應避免腰部過度彎曲。

跪姿抬腿

功效 找到骨盆的平衡感，並鍛鍊臀部肌肉，
打造美麗臀線。

每次 **5** 秒
反覆 **10** 次

1. 呈四足跪姿，雙腳打開至與骨盆同寬，
雙手也打開至與肩同寬。

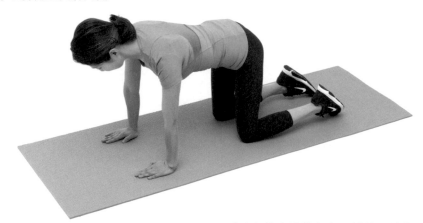

2. 將左腳往旁邊抬起來，維持 5 秒後，
放下回到原位，再換邊動作。

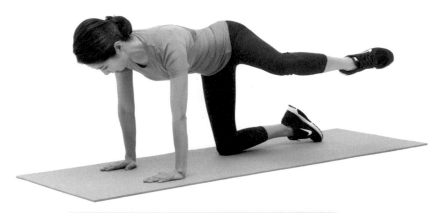

Point 這時要保持另一側的骨盆穩定，勿推向旁邊。

側躺抬腿

每次 **10** 秒

反覆 **20** 次

功效　鍛鍊腹外斜肌，並讓肩膀、身體和髖關節肌肉
　　　　變結實。

1. 側躺，手肘彎曲呈 90 度，臀部緊貼地面。

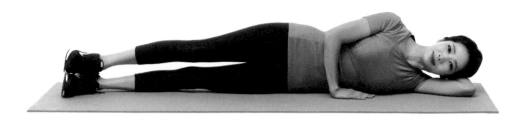

2. 將上方的腳抬起，身體則不動，維持 10 秒。

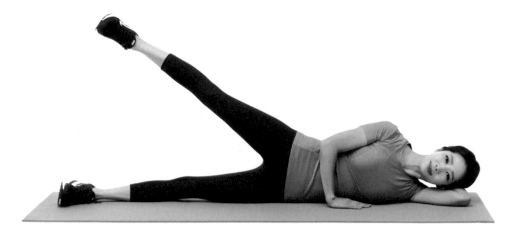

> **Point** 這時應避免臀部往後移，要繃緊身體和大腿內側肌肉，不晃動。

深蹲

每次 **10**秒

反覆 **10**次

功效 放鬆腰部、臀部、大腿內側和後側的肌肉。

1. 雙腳打開至與肩同寬，
   雙臂則平舉至與肩同高。

2. 挺直上半身，臀部往後
   坐，膝蓋彎曲至呈 90 度。
   這時要挺胸、縮下巴。

   Point 避免彎腰駝背，膝
   蓋不超過腳尖。

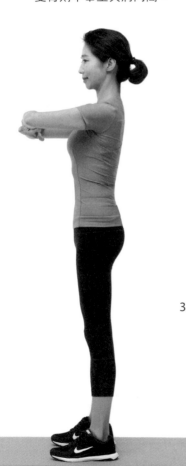

3. 將身體重心放在腳
   後跟上，用臀部和
   雙腿的力量回到原
   來的姿勢。

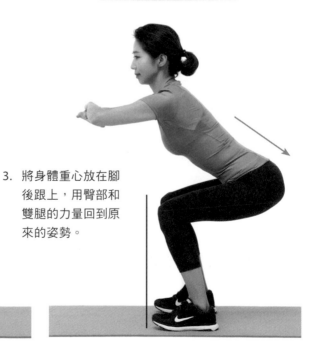

已經生完孩子，下半身還是很痛？
讓骨盆歸位就能改善疼痛

　　許多女性因產後尚未消除的各種病痛而就醫，大部分的人訴說尾椎、骨盆、肩膀、腰會痛，同時也為了甩不掉的體重而懊惱。認為完善的坐月子就是一動也不動、只要呼吸就好的人多到難以置信，明明內心渴望早日恢復到產前的身材，或是變得比懷孕前苗條，可是不但渾身疼痛，身材也日漸臃腫，再加上必須照顧孩子，簡直身心俱疲。

　　某天，抱著新生兒的婆婆和媳婦一起走進診間。「您哪裡不舒服呢？」我一問，媳婦便回答：「生完孩子已經三個月了，骨盆還是好痛，臀部和尾椎甚至痛到連坐著都很吃力。」

　　檢查後發現，她的脊椎沒有 S 形的曲線，而是平直的一條線，而且骨盆還向後傾斜。

　　「第三根到第五根腰椎周圍有相當多韌帶，而您使用到原本裂開卻尚未歸位的韌帶，所以才會產生疼痛感。只要藉由伸展操鍛鍊肌肉，盡快讓骨盆歸位就能正常生活了。**如果想要讓骨盆歸位，就得改善腰部和骨盆之間的連結。**目前是因為尾椎、腰椎和骨盆這三者的銜接角度不良而導致疼痛加劇。」於是我教她在家就能做的尾椎按摩、鍛鍊腹部和骨盆底肌的運動。

　　然而，婆婆卻對著想要接受運動治療的媳婦說了一句話：「沒什麼大礙嘛，我生完小孩馬上就下田耕種了，妳有什麼好治療的。」

　　儘管令人難過，我依然向她說明：「媽媽，當時的女性身體狀態與您的兒媳婦相差甚大，那時的女性體力更好。以前鮮少坐著，而是經常

活動身體和走路；現在多半是坐著工作和搭車移動，所以骨盆周圍肌肉相對很脆弱。唯有現在就治療才能健康地生第二胎。」

現代人普遍體力差，更需要運動

現代人坐著讀書和工作，又大量使用智慧型手機與電腦，體力不好是理所當然的，骨骼、肌力和韌帶的力量也比以前差，所以不能用「我生完十胎照樣下田耕種」來相比。以前即使不坐月子也能快速恢復體力，現在則必須付出努力，身體才能恢復。

即使好好坐完月子，依然有許多媽媽們喊痛而前來就醫。原因在於，她們生孩子前便很少運動，懷孕期間也沒有活動，導致恢復速度緩慢。體力已經夠差了，又要二十四小時照顧新生兒，才會渾身疼痛。唯有媽媽健康，孩子才會健康，因此生完孩子後應矯正變鬆散的骨盆，培養肌肉的力量，並且每天做伸展操，才能打造比以前更健康、美麗的體態。

Doctor's talk

腹直肌、骨盆底肌，是產後最需鍛鍊的肌肉

懷孕後，隨著肚子逐漸變大，位於腹部中央的腹直肌會往左右兩邊分離。腹直肌是連接骨盆與胸腔的重要肌肉，如果鬆弛的腹直肌沒有盡快恢復，不僅腹部贅肉會變多、骨骼會傾斜，身材也會變形走樣，甚至出現腰痛問題。位於骨盆下方的骨盆底肌群也會處於受損狀態，如果沒有矯正鬆弛的骨盆底肌群，將難以擺脫骨盆寬大、臀部渾圓的體型。此外，不能因為已恢復到產前的體重便掉以輕心，即便體重恢復，只要沒做骨盆矯正運動，身材也很難回復。

瑜伽棒按摩尾椎

功效　放鬆尾椎周圍肌肉,及按摩收縮的
　　　　臀部肌群,同時也具有放鬆臀部筋
　　　　膜的效果。

掃描看動作

每次 **10** 秒
反覆 **20** 次

1. 呈躺姿,尾椎根部靠在瑜伽棒上後,雙腿抬起呈 90 度。

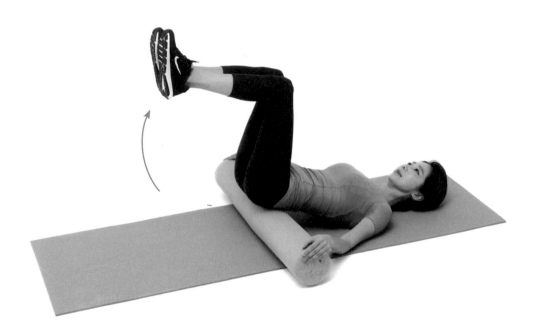

2. 左右移動抬起來的腿，徹底按摩尾椎。

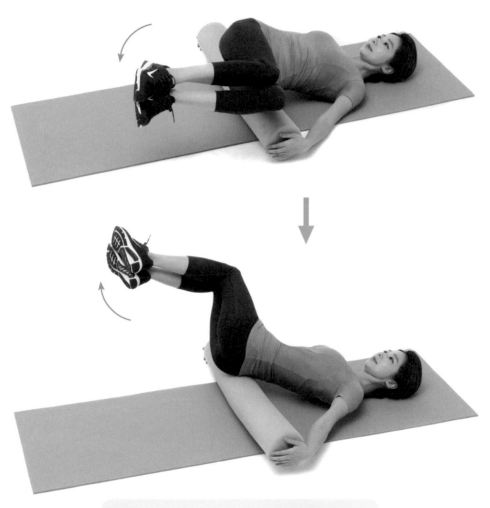

Point 要避免肩膀翹起，或上半身跟著腿部移動。

收緊尾椎和骨盆的運動

瑜伽棒滾腿運動

功效 有效舒緩大腿肌肉,並鍛鍊下半身肌群。

前後滾動

共做 **3** 分鐘

1. 呈俯趴姿勢,兩側手肘彎曲呈 90 度並緊貼
   地面後,將大腿中央部位靠在瑜伽棒上。

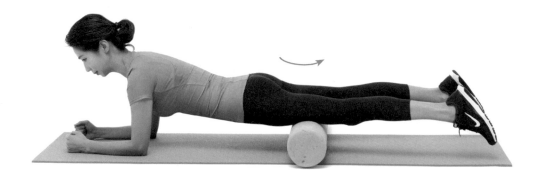

2. 身體靠著瑜伽棒前後移動,從大腿上方按
   摩到膝蓋上方。

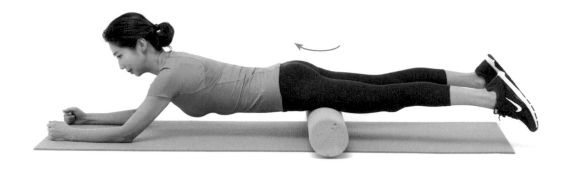

Point 身體在瑜伽棒上移動時,應避免腹部觸地。

超人抬腿

功效 幫助維持身體的穩定性，並強化下半身肌群。

每次 **10** 秒
反覆 **20** 次

1. 呈趴姿，輕壓下半身，讓兩側骨盆觸地。

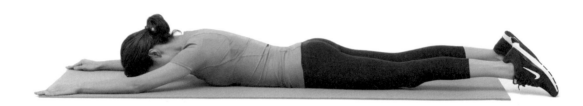

2. 繃緊臀部，並同時抬起上半身和下半身。這時雙臂和雙腿不
   能彎曲，並避免過度抬頭，視線固定在離地 45 度的位置。

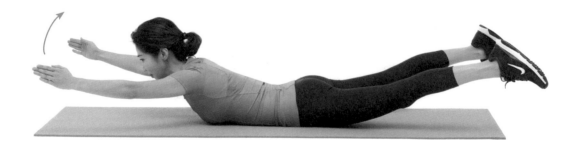

俯趴抬腿

每次 **10** 秒
反覆 **15** 次

功效 鍛鍊臀大肌,並達到提臀及提高骨盆穩定性的作用。

1. 呈俯趴姿,一腳的膝蓋彎曲呈 90 度。

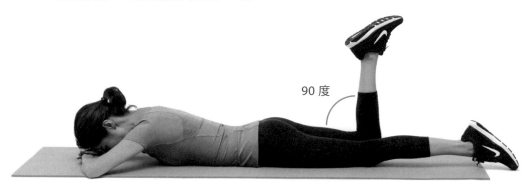

90 度

2. 臀部兩側用力,將膝蓋往上抬起,維持 10 秒。
   再換邊動作。

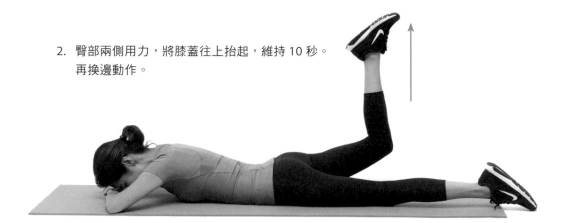

> **Point** 這時為了避免臀部偏向某側,另一側的臀部也要同時用力,以便抓到重心。

伸展髂腰肌

功效 放鬆髖關節周圍肌肉，避免骨盆被擠至後方，同時也能舒緩腰部疼痛，強化腹部肌肉。

每次 **10** 秒
反覆 **10** 次

1. 雙腿打開至與肩同寬，呈單腳跪姿，收縮腹部和臀部肌肉。

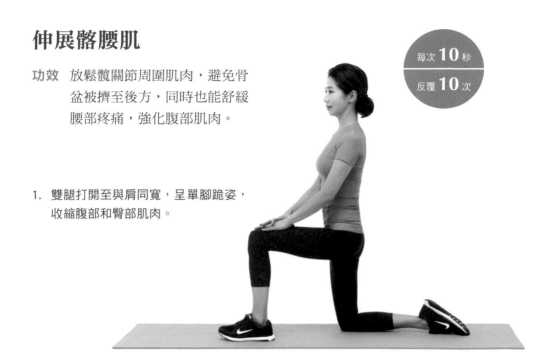

2. 將腹部、臀部和尾椎往前推出去，讓身體重心向前移。同時繃緊腹部和臀部，讓大腿前側有拉扯感。再換邊動作。

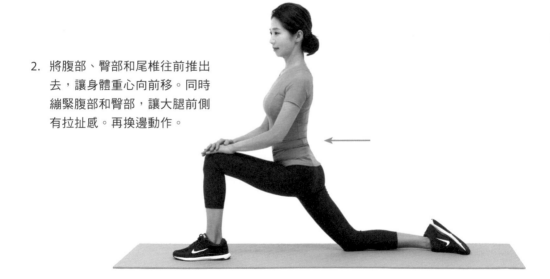

腰痛一定是椎間盤突出？
也可能是症狀相似的「梨狀肌症候群」

　　四十歲出頭的女性進入診間，毫無血色的臉上彷彿寫著「我身體不適」。她一跛一跛地走進來，正要坐下時卻猶豫了一會兒，即使坐下來了，姿勢看起來也不太自然。當我一問：「哪裡不舒服呢？」她便用微帶著冷笑的表情回答：「腰和骨盆會痛。」

　　每當詢問骨盆會痛的患者：「您可以指出哪裡會痛嗎？」多數人會指向髖關節，他們都將髖關節疼痛誤以為是骨盆疼痛，她也是如此。腰部和髖關節疼痛劇烈，不論坐下或走路都不舒服，跑遍大大小小的醫院。可是她卻抱怨檢查結果既不是常見的椎間盤突出，也不是少見的骨盆疼痛。

　　「跑了兩間大學附設醫院做了核磁共振影像和電腦斷層，兩間醫院都說沒有異狀，真令人難以理解。」她壓抑往上竄的怒氣，然後暫時閉上眼睛，長長嘆了一口氣。

　　果然不出所料，她帶來的核磁共振影像和電腦斷層檢查結果都沒有看到像椎間盤突出一樣的異狀。她的腰部、臀部和髖關節會痛，卻不是椎間盤突出，那很有可能是其他疾病，即「梨狀肌症候群」。梨狀肌是位於臀部內的坐骨神經正上方的肌肉，壓迫到神經時會引發梨狀肌症候群。由於梨狀肌症候群跟椎間盤突出一樣，腿會發麻，並且伴隨疼痛感，因此容易被誤認為是椎間盤突出，誤診率甚至逼近九成。

　　「不只腿部後側，連帶小腿肌都有被拉扯的疼痛感，可是卻不知道原因是什麼，著急之餘才找到這裡來。」她如此說著。

　　為了協助她了解梨狀肌症候群，我便具體地向她說明：「不是所有

腰痛都起因於腰部椎間盤突出，梨狀肌是連結
尾椎到髖關節的橫向肌肉，跟脊椎神經疊合在
一起，而往下延伸到腿部的坐骨神經正好通過
它的下方。如果長時間久坐，會對脊椎造成極
大負擔，這時梨狀肌收縮便會壓迫到坐骨神
經，引起有如椎間盤突出一樣的症狀，那就是
梨狀肌症候群。」

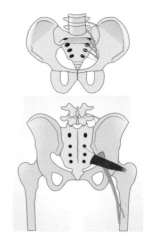

梨狀肌硬化會壓迫骨盆，
放鬆為首要之務

　　一般來說，梨狀肌症候群的病患多半會在醫院接受椎間盤突出的治
療，**但梨狀肌症候群只能透過伸展運動治療。**若誤以為是椎間盤突出，
基本上會做牽引治療，如果一併接受神經阻斷術，就無法再回到最初狀
態。腰部椎間盤突出是突起的椎間盤髓核壓迫脊椎神經所致；梨狀肌症
候群是梨狀肌硬化進而壓迫到坐骨神經所致。該病患放鬆硬化的梨狀肌，
再進行維持正確姿勢的伸展操後，腰部和臀部終於不再疼痛。

Doctor's talk

三種容易被當成椎間盤突出的疾病

- **椎間盤脫出症**：是椎間盤的髓核露出並壓迫到神經的症狀。流出來的髓核在
  椎間盤周圍會引起發炎，神經也會受損，引發疼痛感。
- **梨狀肌症候群**：久坐或走路姿勢不正確的習慣會導致梨狀肌變硬，進而壓迫
  到坐骨神經、臀部和大腿後側，有時甚至連帶小腿肚和腳踝都會發麻疼痛。
- **髖關節唇破裂**：包覆並固定髖臼的軟骨撕裂，導致活動時產生疼痛感。

平躺拉腿

功效 坐骨神經痛是久坐者經常出現腰痛的原因。肌肉壓迫到坐骨神經，因而出現猶如椎間盤突出的症狀。只要持續做此動作 2～3 天，疼痛感便會消失。不僅能延展肌肉，也能促進臀部肌肉的使用。

掃描看動作

| 每次 **10** 秒 |
| 反覆 **10** 次 |

1. 躺姿，將左腿抬到右腿上，左膝輕輕下壓。

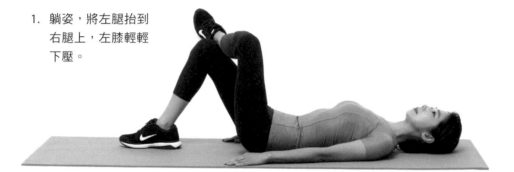

2. 雙手抱住右腿內側，一邊吐氣，一邊將右腿往胸口方向拉。

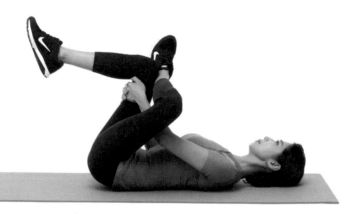

Point 將腿往胸口方向拉時吐氣，並輕壓肩胛骨和尾椎，避免離地。

開腿前彎

功效 能舒緩大腿內側的肌肉，並增加骨盆的可動性。

每次 **10**秒
反覆 **10**次

1. 坐姿，盡可能打開雙腿，
   腳尖往身體方向勾起。

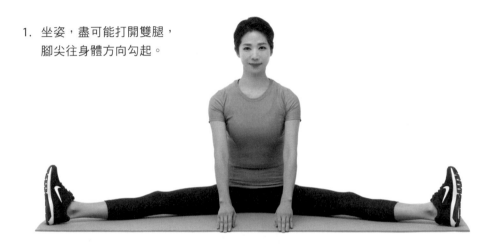

2. 一邊吐氣，一邊將上半身
   向前彎，同時將雙臂向前
   伸展，感覺腹部快要碰地。

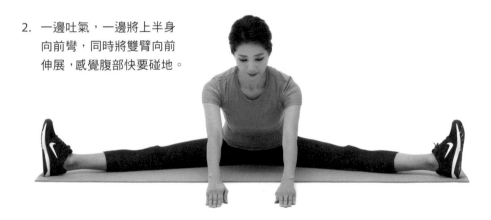

Point 這時應避免膝蓋彎曲。

坐姿扶腿前彎

功效 腰痛時，只要做這個動作 5 分鐘，便會感到舒暢。
如果認為腰痛只要運動「腰部」就好，那就大錯特
錯了。反而要鍛鍊大腿前側肌肉，並舒緩後側肌
肉，就能立刻緩解疼痛感。

每次 **10**秒
反覆 **10**次

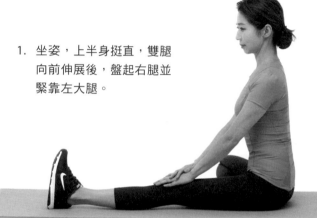

1. 坐姿，上半身挺直，雙腿
   向前伸展後，盤起右腿並
   緊靠左大腿。

2. 上半身向前彎，感覺腹部快要碰
   到大腿，同時腳尖往身體方向勾
   起，膝蓋往地面輕壓，伸展腿部。

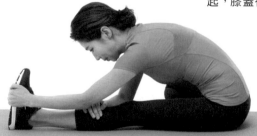

Point 前彎時要避免膝蓋彎曲。

趴姿腳跟上抬

功效 透過上抬動作鍛鍊大腿肌肉，並放鬆梨狀肌。

每次 **10** 秒
反覆 **20** 次

1. 俯趴於地面，雙腿彎曲呈 90 度，
   腳後跟緊緊相靠。

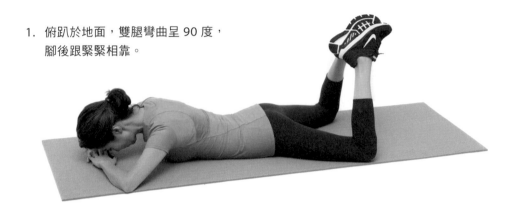

2. 用骨盆壓地的同時，腳後跟彼此互
   推並往上抬，使膝蓋離地。

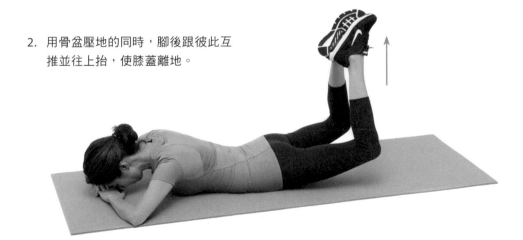

Point 注意膝蓋不要被往外推，腳後跟則要挺直向上抬，避免偏向身體。

Chapter 2

腿部最常見的 6 個痛症問題
—— 腿型 & 膝蓋

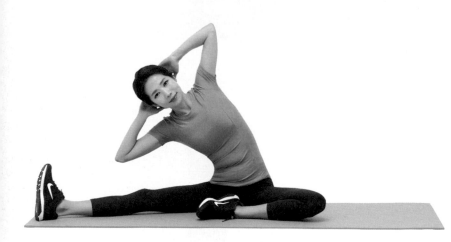

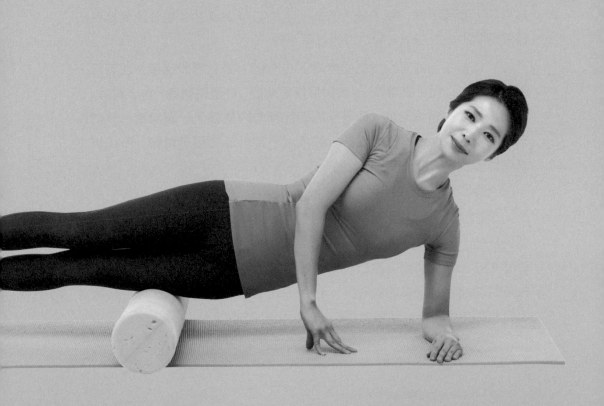

Case 01

O 型腿無法治療？
初期可透過伸展操矯正

陽光明媚的春日，外表知性、談吐高尚的五十多歲女性前來治療。乍看之下很健康的她為什麼會來就醫，令我十分好奇。當我一問她：「您哪裡不舒服呢？」她稍微猶豫了一下，接著立刻小心翼翼地用緩慢的語氣問我：「請問 O 型腿也能治療嗎？」

「要檢查才知道，但是如果沒有關節炎，就可以治療。」了解後發現，從花樣年華的二十多歲起，她就沒再穿過短裙了，O 型腿讓她產生自卑感。猶豫了好一陣子後，總算下定決心前來就診，並且謹慎地說出這段期間不曾對任何人說出口的自卑心理。

「以前不知道可以透過運動矯正 O 型腿，最近聽說這個方法可行，所以猶豫許久後才來看診。」用醫學術語來說，**O 型腿稱為「角度畸形」，不代表腿彎曲無法治療，而是小腿的徑骨向內旋轉了一個角度**。長期以來因為「O 型腿」這樣的用語，許多人一直以為雙腿是彎的，所以根本沒想過要接受治療。幸好，檢查結果並沒有關節炎。

事實上，因為 O 型腿而就醫的患者中，多數人礙於膝蓋痛而前來就診，儘管醫師診斷為關節炎初期，仍然有許多人決定要接受治療。關節炎是身體老化的典型症狀，如果初期未治療，走路遲早會像老奶奶一樣。看著才三十多歲卻因為關節炎的影響而無法爬樓梯，幾乎是拖著一條腿在走路的病患，我真的很心疼。最近不知道是不是為了要避免走路像老奶奶一樣步履蹣跚，年輕女性開始積極治療關節炎。

可是這名患者既不是關節炎，也沒有疼痛感，單純是想擺脫長期令她感到自卑的 O 型腿而前來就診，這點令我印象深刻。

O 型腿不能只治療腿部，體型也要一併矯正

「O 型腿」是因為膝關節角度問題，導致外在的腿型看起來是彎曲的。一般來說，髖關節會向內扭曲，膝蓋和腳踝的排列狀況錯開，雙腿的整體肌肉處於失衡狀態。O 型腿患者需要能舒緩收縮膝蓋內側韌帶和小腿肚內側腓腸肌的運動，為了包含骨盆在內的髖關節、膝關節、踝關節的排列及下肢肌肉的平衡，還得一併進行走路訓練。

她持續進行矯正全身平衡的體型矯正運動後，不僅肌力順利恢復了，也找回正常的腿型。聽到我說：「現在總算能穿短裙了！」她不禁靦腆微笑，那副模樣至今依然歷歷在目。相較於穿上短裙所得到的那份喜悅，擺脫多年的自卑感而感到心滿意足的模樣，更令我覺得深具意義。

Doctor's talk

「產後 O 型腿」是關節炎的成因

孕婦在臨盆之際受到寶寶體型逐漸變大的影響，子宮會被向外推出，骨盆位置也會跟著改變。經過這樣的物理變化後，如果產後沒有恢復原狀，膝蓋內側會因為力道加壓而出現 O 型腿和關節炎。這也是過去女性多半患有關節炎的原因。盡早開始做骨盆、臀部和腹部運動，骨盆才能歸位，體重才會減輕。一般認為產後坐月子時禁止運動，只能好好休息，其實不然，生完孩子一個月後開始運動，才能降低身體的年齡值。

側腹部伸展

功效　放鬆位於大腿內側的內收肌，並伸展變短的側腹部
　　　　肌肉。只要持之以恆地做，膝關節就會變得更牢
　　　　固，並能打造美麗的腿部線條。

每次 **10**秒

反覆 **10**次

1. 坐姿，右腿向外伸直，左
   腿向身體內側彎曲，同時
   雙手十指緊扣，固定在頭
   部後方，腳尖朝身體方向
   勾起來。

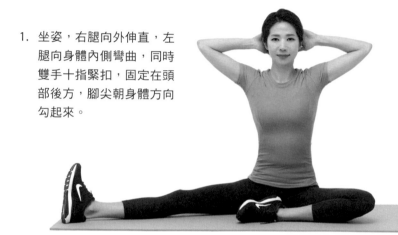

2. 一邊吐氣，一邊將上
   半身慢慢地往右方下
   壓，以伸展側腹部，
   再換邊動作。

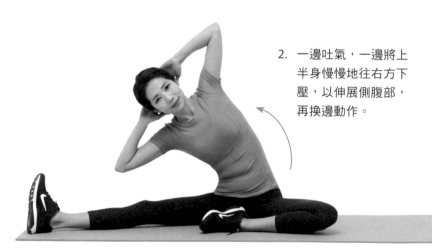

Point 動作時請直視正前方，並注意手肘不要向前彎。

抬臀向上

功效 這是我相當喜愛的運動之一,是用適當強度繃緊全
身的絕佳動作,也不用擔心前臂贅肉會晃動。不但
能鍛鍊臀部肌群,也能強健核心,強化幫助維持正
確姿勢的肌肉群。

1. 躺姿屈膝,腳掌緊貼抱枕,
雙手掌心貼地。

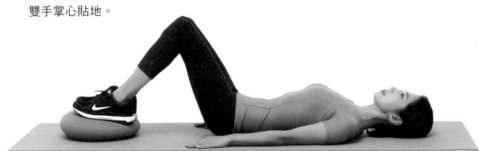

2. 腳掌壓地,將尾椎往身體方向
捲起,並順勢將臀部往上抬。

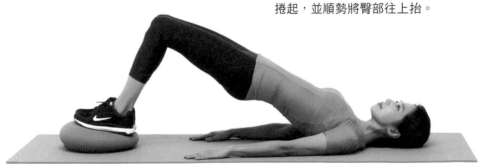

Point 要用腳掌壓地,才能繃緊膝蓋內側和臀部,並努力往上推。

瑜伽棒抬腿

功效　有助於提升下腹部和深層肌肉
的平衡感。

掃描看動作

| 每次 **10** 秒 |
| 反覆 **10** 次 |

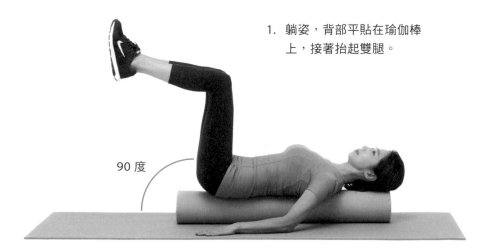

90 度

1. 躺姿，背部平貼在瑜伽棒
   上，接著抬起雙腿。

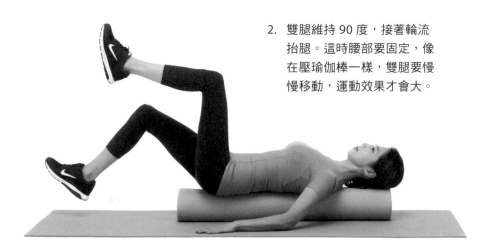

2. 雙腿維持 90 度，接著輪流
   抬腿。這時腰部要固定，像
   在壓瑜伽棒一樣，雙腿要慢
   慢移動，運動效果才會大。

小腿肌伸展

每次 **10** 秒
反覆 **10** 次

功效 雖然動作簡單，卻能預防及舒緩腳踝和膝蓋疼痛，提升腳踝柔軟度，並矯正走路姿勢。只要持續做，就能打造纖細又筆直的雙腿。

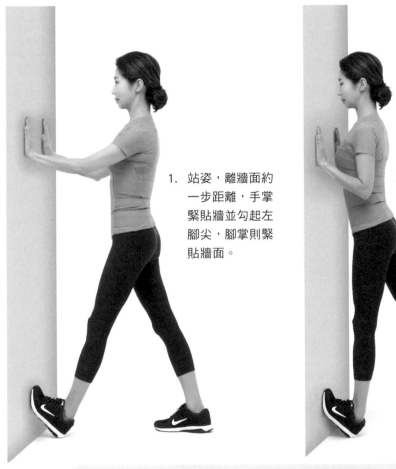

1. 站姿，離牆面約一步距離，手掌緊貼牆並勾起左腳尖，腳掌則緊貼牆面。

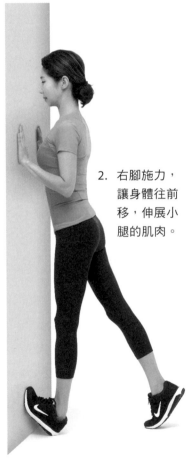

2. 右腳施力，讓身體往前移，伸展小腿的肌肉。

Point 避免臀部向後翹，並讓全身重心往前移。

X 型腿該如何治療？
讓髖關節歸位是重點

二十多歲的準社會新鮮人前來就診，從外觀上來看，她似乎沒有任何毛病，究竟為何會來醫院就診，原來 X 型腿是令她難以啟齒的煩惱。「為了成為空服員，我正在準備考試中，可是腿型不漂亮讓我很懊惱。」然而檢查結果出爐，她不但有 X 型腿，腹部肥胖的問題也很嚴重。

一般而言，X 型腿患者通常也會伴隨腹部肥胖的問題。有兒童肥胖問題的孩子九成都有 X 型腿。幼童在四至五歲時有暫時性的 X 型腿，不過隨著成長，七歲之前 X 型腿便會自然消失。如果沒有消失，長大後就會形成 X 型腿。

腿彎稱為「角度畸形」，其中又以膝內翻（O 型腿）、膝外翻（X 型腿）、膝反屈等三種最具代表性。膝內翻又名 O 型腿，站立時兩側膝蓋不能併攏，膝蓋看起來向外彎。膝外翻又名 X 型腿，立正站好時膝蓋向內併攏，腳踝之間距離大。膝反屈是站立時膝關節過度向後反折的情形。我邊說明邊拿 X 光片給她看，她卻淚眼汪汪地哭泣著：「我的腿骨是彎的嗎？」

「不是腿骨彎，請您別擔心。只不過我們的身體緊密地連接在一起，即使腳趾頭的毛病也可能導致腿、骨盆、腰部產生疼痛感，錯誤的走路姿勢也會讓全身感到疼痛。」

實際上，偶爾也有骨頭彎曲的情形。我至今醫治約三萬名的病患，其中有一、兩位患者有此狀況，相當罕見。遭逢事故或伴隨內科疾病會有這樣的情形，例如骨頭因結核

X 型腿	正常	O 型腿

病、佝僂病或腫瘤等疾病而彎曲的情況。否則當膝關節中的兩塊骨頭相碰時，傾斜度和角度會脫離正常角度，從外觀上來看，腿型會呈現圓形或 X 型。

X 型腿是髖關節下方延伸到膝蓋的外側長肌肉縮短並向外旋轉，引起旋轉上的變化。**一旦髖關節向外旋轉，骨盆寬度就會變窄，進而引起肥胖**。相反地，腹部、臀部和大腿過度肥胖也會引起旋轉上的變化，變成 X 型腿。因此，通常會同時進行能讓偏離關節歸位的伸展操和肥胖治療。

詢問她是否膝蓋會不舒服時，她表示：「由於每次都是短暫疼痛，所以我常開玩笑說：『可能要下雨了，膝蓋好痛啊。』」

不只 O 型腿，X 型腿也會引發關節炎

大部分的患者是 O 型腿，他們擔心會惡化成關節炎，所以很積極治療，但是卻不認為 X 型腿會演變成關節炎。然而，由於體重不能單靠膝關節內側的兩塊軟骨來平均分散，若只有一側軟骨被磨損，最後依然會引發關節炎。在這樣的情況下，從髖關節延伸到膝蓋的外側肌肉會縮短，所以我們才必須加以伸展它。此外，小腿肚後側肌肉也會縮短，導致我們用錯誤的姿勢行走，因此進行走路訓練是必要的。

Doctor's talk

何謂 Q-Angle（Q 角度）？

用角度表示位於膝蓋中央的圓形骨「膝蓋骨」和骨盆的相互關係，我們稱為「Q-Angle」（Q 角度）。東方人雙腿併攏時，Q 角度呈現 9 ～ 11 度才算是黃金比例。如果是 X 型腿，Q 角度不到 9 度，即使動手術或使用藥物也無法讓角度變回正常。「我的腳可以伸直嗎？」是就醫患者最常問的問題。準確來說，是藉由運動治療矯正骨骼的排列位置，將其調整成正常的角度（9 ～ 11 度）。

瑜伽棒按摩大腿

功效　能鍛鍊肩膀和腹部肌肉，並按摩大腿
　　　　外側肌群，以打造美麗的腿部線條。

掃描看動作

前後滾動
———
共做 **2** 分鐘

1. 側躺，大腿緊貼瑜伽棒，左
   手肘彎曲呈 90 度後支撐身
   體，右手置於前方。

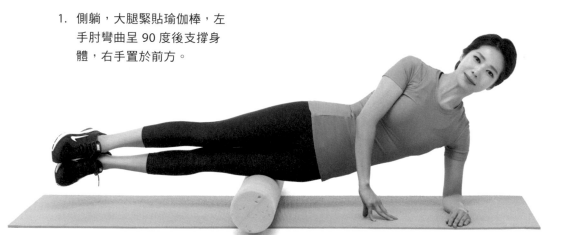

2. 利用身體力量，從髖關節到
   膝蓋上方，前後移動瑜伽
   棒，共按摩 2 分鐘。

Point　需沿著側邊曲線按摩，並避免骨盆向後傾斜。

夾球抬下半身

功效 強健臀部和大腿肌肉，提高骨盆穩定性。

每次 **10** 秒
反覆 **20** 次

1. 躺姿屈膝，雙腳張開至與骨盆同
   寬，將球置於膝蓋間，並用手掌
   壓地，固定上半身。

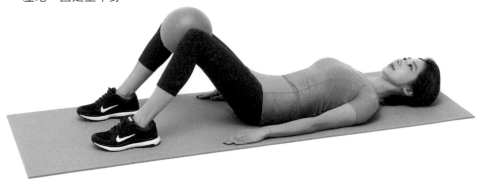

2. 夾緊位於膝蓋間的球，再依臀
   部到腰部的順序抬起下半身。

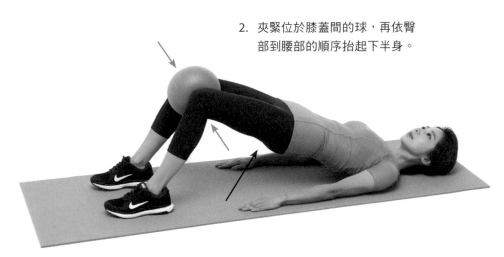

Point 需繃緊膝蓋內側，臀部也要抬起。

Case 03

膝蓋痛到無法運動？
可能是軟骨軟化症

　　不久前看電視，偶然看到電影試映會上演員為了登場致謝而同時朝舞台走出來，可是一名女演員的走路姿勢格外顯眼，從長裙縫隙就可以看到她張開的雙腿。果然不出我所料，她在舞台上也張開雙腿站了一會兒，後來察覺到才改變姿勢，平時的姿勢在當下暴露無遺。

　　從腿型來看，既不是 O 型腿，也不是 X 型腿，為什麼她沒辦法好好走路或站著呢？其實，她極有可能罹患青壯年層中，特別是女性常見的「髕骨軟化症」。所謂的「髕骨軟化症」是膝蓋骨的關節軟骨退化受損的疾病。如果採用單一姿勢久坐，疼痛感會加劇，必須按摩雙腿才能再站起來。如同上下樓梯時一樣，如果進行將體重過度承載於膝蓋上的活動，會痛得更厲害。

　　某天，一位擔任出版社編輯的三十多歲女性因軟骨軟化症而前來看診。「長時間坐在桌子前工作，離開座位時腿都會痛得很厲害。娘家的媽媽為關節炎所苦，如果我也那樣該怎麼辦才好？」身為職業婦女的她膝蓋會痛，極有可能是關節炎。一大早要背著剛滿兩歲的兒子去幼兒園，然後再去上班，工作到很晚才回家，回家後還得做家事，她的膝蓋一刻也不得閒。於是體力漸漸枯竭，疼痛感越來越劇烈，如果沒有電梯，更是難以前往位於二樓的辦公室。

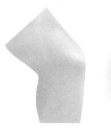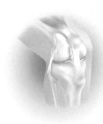

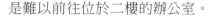

　　「您要運動才行。」我才一說完，她便搖搖手說：「膝蓋會痛所以沒辦法運動。」她對於我所說的「只要做不會對膝蓋造成負擔的運動即可」，感到半信半疑。

檢查結果出爐，她屬於 O 型腿，並伴隨軟骨軟化症，而且早已罹患令她特別擔心的關節炎。幸好她還年輕，只要在病情惡化之前做伸展操，就能擺脫病痛過日子。

想強健下半身，一定要做「深蹲」

「坐下再起立時，不但會聽到膝蓋發出類似關節移位的聲音，膝蓋有時也會腫腫的。」平常工作時，會盤腿坐在椅子上；照顧孩子或做家事時，總是蹲坐著。這樣的姿勢會對膝關節造成負擔，因此她需要的是鍛鍊大腿肌力的動作，最具代表性的動作就是深蹲了。

為了讓體態年輕，「深蹲」是最重要的運動，因為它能鍛鍊人體具有最多肌肉的臀部和大腿，讓我們走得好、站得好，且上了年紀後只要能維持肌肉量，就能提升荷爾蒙的活性。由於她的病況尚處於初期，只要靠運動就能擺脫疼痛。有別於以往總得按摩和熱敷膝蓋，隔天才能走路，最近她因矯正能活動自如又笑容常開的模樣，更是歷歷在目。

Doctor's talk

想預防骨質老化，就要「運動」

軟骨軟化症好發於女性，年過四十後進入更年期，女性荷爾蒙會急遽減少，容易引發骨質疏鬆症或軟骨軟化症等因老化所引起的疾病。若想要加以預防就得運動，因為運動是調節所有荷爾蒙數量的最佳方式。年過四十後，多數患者會覺得「根本沒有力氣運動」，可是越是如此，越需要透過運動提高肌肉量和活化女性荷爾蒙。不過，如果患有軟骨軟化症，必須進行不會對膝蓋造成負擔的運動，避免加速惡化。

側躺抓腳跟

功效　伸展大腿前側肌肉，並放鬆膝蓋周圍肌群，
達到舒緩及預防膝蓋痛的效果。

每次 **10** 秒
反覆 **10** 次

1. 側躺，手臂枕於頭後側，
　 雙腳一前一後貼於地面。

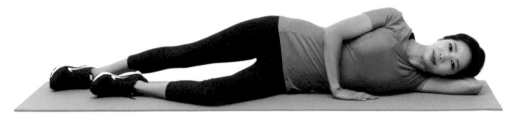

2. 右腳向後抬起並用手抓住，
　 停留 10 秒，再換邊動作。

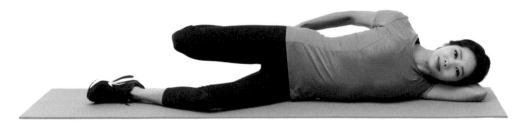

Point 避免腰部向後彎，骨盆往後移。

躺姿單腳踩球

功效 強健膝蓋周圍和髖關節的肌肉，並提高膝蓋穩定性。

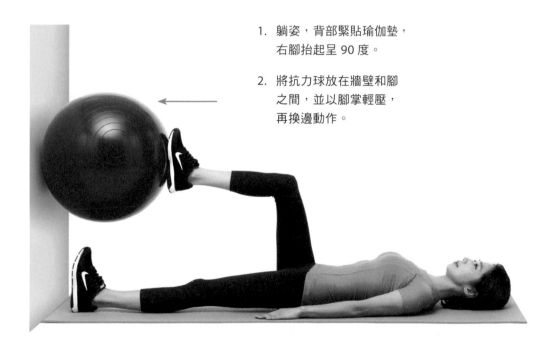

1. 躺姿，背部緊貼瑜伽墊，右腳抬起呈 90 度。

2. 將抗力球放在牆壁和腳之間，並以腳掌輕壓，再換邊動作。

Point 腰部要壓地，避免上半身被推走。

坐姿勾腳尖

功效 鍛鍊大腿前側和膝蓋周圍肌肉，以矯正腿部的
整體排列，並提升膝蓋和腳踝的穩定性。

每次 **10** 秒
反覆 **20** 次

1. 抬頭挺胸坐在椅子上，膝
   蓋呈直角。

2. 抬起右腳，並將腳尖往身體
   方向勾起，保持膝蓋打直，
   再換邊動作。

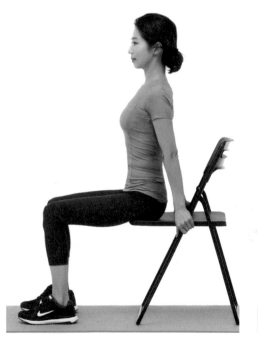

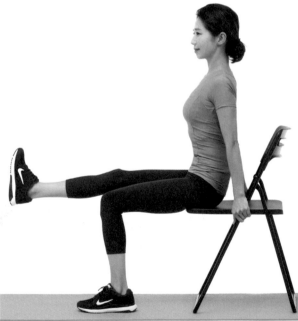

Point 避免上半身往後仰。

深蹲

功效 放鬆腰部、臀部、大腿內側和後側的肌肉群。

掃描看動作

每次 **10** 秒
反覆 **10** 次

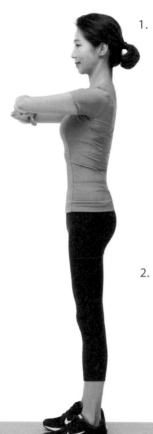

1. 雙腳打開至與肩同寬，雙臂舉起與肩同高。

2. 挺直上半身，臀部往後坐，膝蓋彎曲至呈 90 度，挺胸縮下巴。請將體重放於腳後跟上，用臀部和雙腿的力量回到原來姿勢。

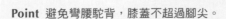

Point 避免彎腰駝背，膝蓋不超過腳尖。

Case 04

腳踝疼痛無力？
鍛鍊深層肌肉可解痛

　　某天身材高大、看似健康的十多歲跆拳道明日之星前來看診。

　　「每次抬腳踢腿或是出力時都會痛得很厲害，連腳都沒辦法落地，走路總是一跛一跛的。假如動手術，好像會對成為國家代表這件事帶來阻礙，不知道該如何治療才好。」他說。

　　「訓練期間腳踝有受傷過嗎？」一問之下，果然得到預料之中的回覆。「訓練期間不時會扭傷腳踝，但是暫時治療後就得再次投入訓練，沒辦法每次都接受完善的治療。」

　　問題在於腳踝的不穩定性（Unstability）。身為運動選手，訓練期間腳踝曾經多次嚴重扭傷過，卻來不及好好復原，進而導致關節發炎。診斷過後，通常會接受體外震波治療或使韌帶增強的增生注射療法以減輕疼痛，但是卻治標不治本。一旦又受到物理性刺激或扭傷腳踝，疼痛感就會惡化。

　　「只要治療發炎就會改善，但是腳踝不穩定性卻需要充裕的治療時間，那段期間不能使用腳踝。」我如此說明。

　　「可是每間隔一段時間就有比賽，短則幾週、長則一兩個月，訓練沒辦法缺席。若想成為國家代表，必須經過幾次的淘汰賽，藉此累積實力。」他無奈地說。看著滿臉愁容的他，我感到既惋惜又焦心。如果不放棄比賽，就算接受治療也會再度惡化。

　　人體是由白肌和紅肌所構成的，如果用魚來形容，可分為白肉魚和紅肉魚，兩種肌肉的功用截然不同。構成短跑田徑選手或健美選手身體的肌肉大部分屬於白肌（White Muscle，快肌），相反地，芭蕾舞者的

纖細身體則是紅肌（Red Muscle，慢肌）較為發達。觀察長期做皮拉提斯的人和芭蕾舞者會發現，他們身材修長卻力道十足。如果想要擁有纖細卻強而有力的身材，就得擁有發達的紅肌。

鍛鍊紅肌，幫助增加肌耐力

可是，我們通常是藉由刺激紅肌的運動來抑制疼痛，也就是深層肌肉，可提高長時間維持某一姿勢的耐力。反之，透過有氧運動來發揮瞬間爆發力是白肌的功用。

我建議跆拳道明日之星鍛鍊深層肌肉以減輕疼痛，他聽完後點點頭。為了長遠的目標，他決定好好休息，放棄比賽。為了治療腳踝不穩定性的問題，我建議他做能鍛鍊紅肌（慢肌）的運動，即使用彈力帶，進行左右慢慢增加力道以抵抗彈力的動作。

完成運動治療後，他容光煥發地來見我。「我找回因腳踝疼痛問題而頓失的自信，成為國家代表選手後，我一定會再回來見您。」他開心地對我說。

Doctor's talk

芭蕾舞者和健美選手，鍛鍊的肌肉也不同

A 和 B 同樣運動三年，A 擁有芭蕾舞者的身材，B 則練就出健美選手的體格，是什麼打造出不一樣的他們呢？皮拉提斯或芭蕾能打造出纖細又富有彈力的身材；重量訓練能打造出肌肉凹凸有致的身材，原因在於兩者分別擁有發達的紅肌（慢肌）和白肌（快肌）。慢肌是培養耐力，鍛鍊慢肌的運動説難不難，説簡單也不簡單，必須每天持之以恆地進行。只要每天看 20 ～ 30 分鐘的電視時，同步進行鍛鍊深層肌肉的運動，兩三個月後，一定會感覺到自己的身體不一樣了。

彈力帶拉腳尖

功效　舒緩腳踝肌肉，讓肌肉變柔軟，有效防止運動
　　　　前後受傷的可能性，是腳踝手術後必做的有效
　　　　運動。

每次 **10** 秒
反覆 **20** 次

1. 坐姿，左腳的膝蓋打直，
   右腳彎曲，用彈力帶包覆
   左腳，並穩定右腳膝蓋，
   避免移動。

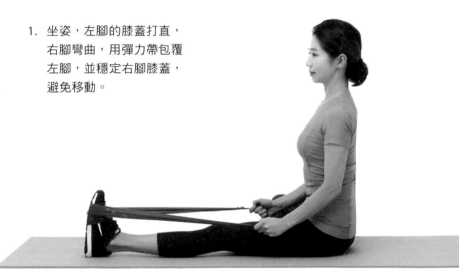

> **Point** 抬頭挺胸，並固定好膝蓋的位置，避免它移動。

2. 雙手拉住彈力帶，將
   左腳往身體方向拉。

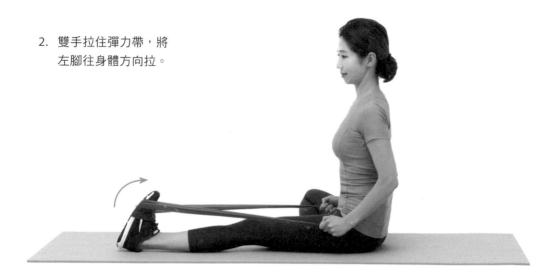

3. 再讓左腳尖往反方向伸直，
   雙腳輪流動作。

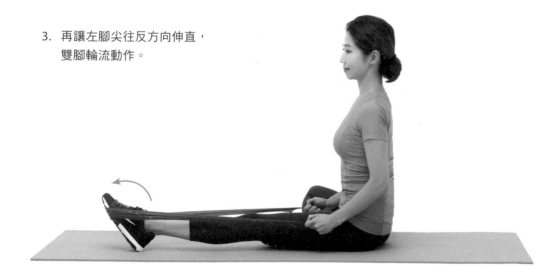

站姿抬腳

每次 **10**秒
反覆 **10**次

功效 培養腳踝周圍肌肉群的穩定性，刺激身體內部
　　　知覺，讓身體能正確使用肌肉。

1. 站到核心平衡板或柔軟的
　 抱枕上，找到身體的重心。

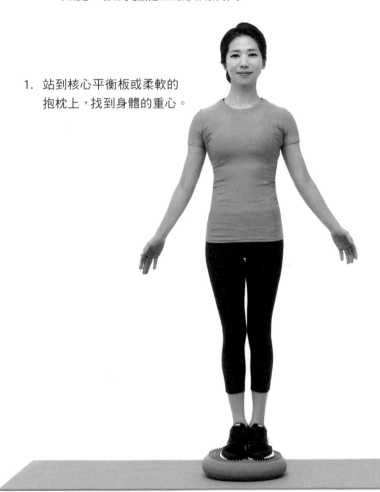

Point 臀部和腹部肌肉用力，避免上半身搖晃，身體則盡量站直。

2. 保持身體穩定，
   再放下一隻腳。

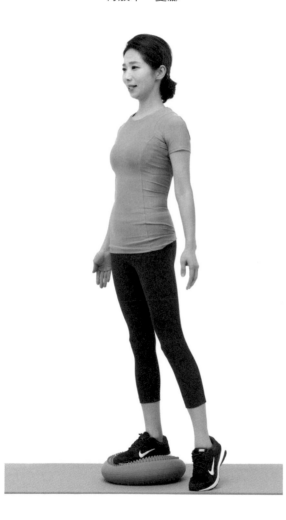

3. 左膝蓋彎曲呈 90 度後往上
   抬起，雙腳輪流動作。

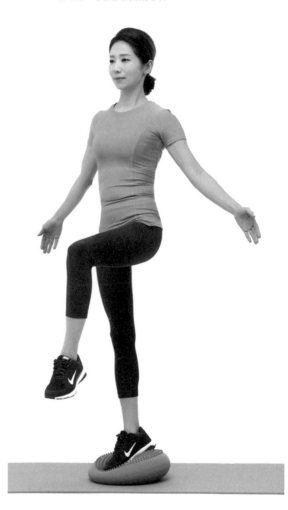

單腳站立撐地

功效　活化腳踝周圍的小肌肉群，
　　　有效培養穩定性。

掃描看動作

每次 **5** 秒
反覆 **20** 次

1. 站姿，保持抬頭挺胸。

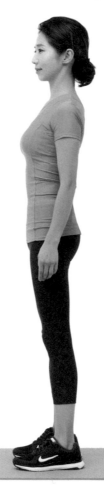

Point　避免腰部過度彎曲。

2. 左腳向後抬，讓上半身慢慢
　 往前傾，並找到平衡，之後
　 用指尖觸地，再回到站姿，
　 並換邊動作。

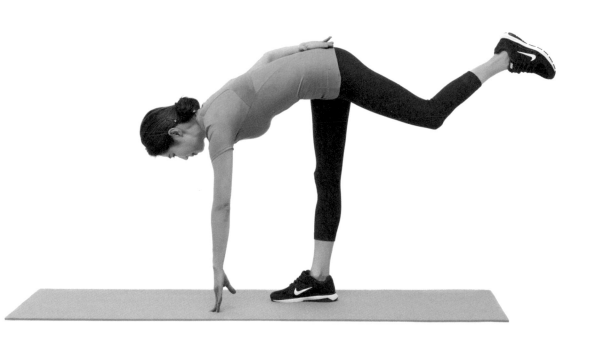

膝蓋一打直就很痛？
起因是大腿內側肌肉無力
引發的「膝反屈」

　　四十多歲的舞蹈教師前來就診，她在大學內教跳舞，她表示膝蓋不知道從何時開始痛得很厲害。

　　「您的腰會痛嗎？」我問。「怎麼可能不痛呢，從膝蓋到腰部都會痛。想要膝蓋打直、抬頭挺胸站好，不知為何卻會彎腰駝背，很不舒服。」如果明知不好卻無法改善，那就必須打造姿勢端正的身體。

　　「這段時間有接受過治療嗎？」我再問。「膝蓋痛的關係，已經做過無數次注射治療或物理治療，但是全都是應付當下，想到一輩子要為此感到疼痛，整個人就好憂鬱。」她無奈地說。

大腿內側肌肉無力，自然無法支撐膝蓋

　　疼痛是人體失衡所出現的警訊，只要不忽視，要治療絕不是問題。膝蓋過度向後彎折的症狀稱為膝反屈，屬於腿部彎曲的一種。事實上，主修芭蕾、舞蹈、韻律體操等藝術體能的學生們經常有膝反屈的問題。

　　膝反屈看起來不美觀是個問題，以膝蓋向後彎折的狀態長時間站立，不僅會破壞身體的平衡，也會引起腰部、膝蓋或骨盆等部位的疼痛。如果說 O 型腿或 X 型腿是外側和內側不平衡，那麼膝反屈就是前後不平衡。**一旦大腿前側肌肉，也就是股四頭肌的力量變差，就會出現膝反屈**。因此，即使站立時刻意不讓膝蓋往後彎折，但是大腿內側肌肉沒辦法加以支撐，自然會出現膝反屈的問題。

看了 X 光照片後發現，她的髖關節、膝關節、腳踝連接的狀態不是一直線，膝關節跑到後面了，而且還伴隨 O 型腿。治療前，她問了一個問題：「院長，像我這樣超過四十歲的人，靠運動治療能見效嗎？骨頭早就僵硬了。」

「包含膝反屈在內的 O 型腿、X 型腿等腿型彎曲的問題不在於骨骼本身，正確來說，是周圍肌肉和韌帶舒緩或收縮產生問題，導致排列狀態變形所致。因此，只要藉由運動鍛鍊肌肉和韌帶，矯正後恢復正確的排列狀態，就能看到矯正的成效。」我仔細說明。

接受運動治療和學習正確走路方式後，她總算擺脫疼痛。此外，也透過運動鍛鍊軟弱無力的肌肉，不知不覺中她已能用正確姿勢站立了。只要想起以開朗健康的模樣指導學生的她，我的臉上也不禁展露出笑容。

Doctor's talk

五大錯誤姿勢，是腿部歪斜的主因

- 東方人習慣「坐式」生活，但是席地而坐會導致腿型彎曲。
- 若常背孩子，也會導致腿型彎曲。
- 因為長期穿高跟鞋，走路時只有腳尖踏地，因此導致腿型彎曲。
- 產後沒有好好坐月子而造成髖關節內旋，導致脊椎側彎或骨盆變形。
- 蹺腳、長時間坐姿歪斜、開車時身體往某側傾斜、姿勢不端正、趴姿等不良姿勢，也會導致腿型彎曲。

側躺抓後腳跟

功效 伸展大腿前側肌肉，並放鬆膝蓋周圍肌肉，可
舒緩及預防膝蓋痛。

每次 **10** 秒
反覆 **10** 次

1. 側躺於墊上，頭部枕著左手臂。

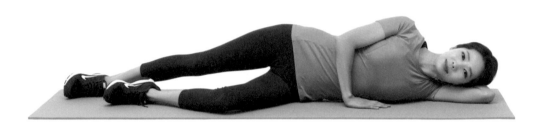

2. 右腳背緊貼臀部後方，並
用手抓住，避免骨盆往後
移，之後換邊動作。

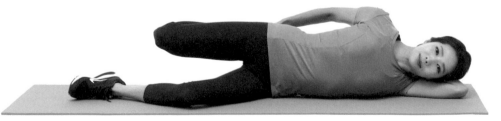

Point 避免腰部向後彎。

坐姿前彎摸腿

功效 提高腿部和臀部的靈活性。

掃描看動作

每次 **10** 秒
反覆 **10** 次

1. 坐姿，抬頭挺胸，雙腿向
   前伸直後，右腿屈膝並緊
   貼左大腿。

2. 上半身往前傾在快要碰到
   肚臍時，讓左腳尖往身體
   方向勾起，透過膝蓋壓地
   來伸展，之後換邊動作。

Point 避免膝蓋彎曲。

躺姿橋式

每次 **10** 秒
反覆 **20** 次

功效　鍛鍊臀部肌肉、強健核心，並且有助維持正確
　　　　姿勢的肌肉群。

1. 躺姿屈膝，腳掌緊貼抱枕，
　　掌心則摸地。

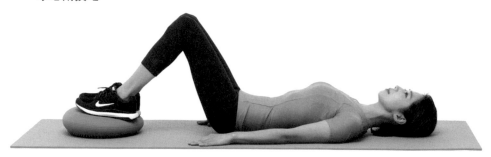

2. 腳掌壓地，尾椎往身體方向捲起，
　　並將臀部往上推。

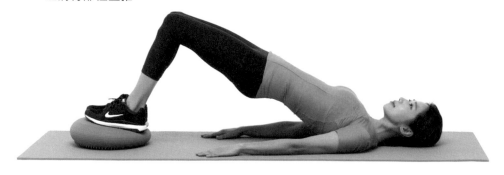

> **Point** 這時請用腳掌壓地，以繃緊膝蓋內側和臀部，方便上推。

瑜伽棒按摩大腿

功效 鍛鍊肩膀和腹肌，並按摩大腿外側肌肉，
以打造美麗的腿部線條。

前後滾動

共做 **2** 分鐘

1. 側躺姿，大腿緊貼瑜伽棒，左手
   肘彎曲呈 90 度，以支撐身體。

2. 上下移動瑜伽棒，從髖關節到膝
   蓋上方，共按摩 2 分鐘。

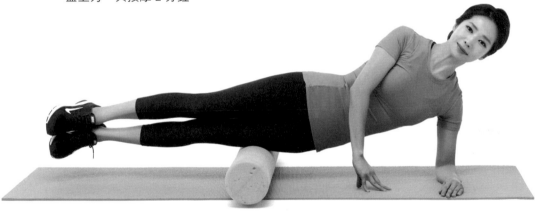

Point 請沿著口袋線按摩，避免骨盆向後傾斜。

舉雙臂後仰

功效　培養骨盆穩定性，有效強健骨盆肌肉，並同時
　　　　鍛鍊維持姿勢時所使用到的肌群。

每次 **10** 秒

反覆 **15** 次

1. 跪姿，膝蓋打開至與肩同寬，
　　雙手向前伸直，腳背壓地，從
　　頭部到骨盆維持一直線。

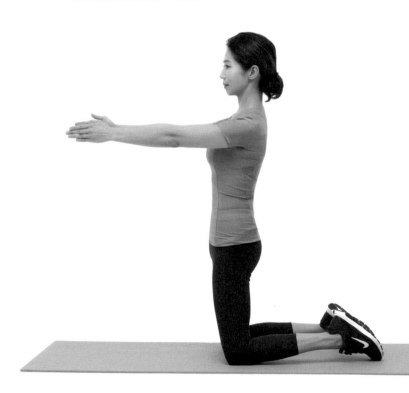

Point 保持重心，避免臀部往後移。

2. 上半身向後仰，此時要繃緊臀部、大腿用力，以便支撐身體。維持 10 秒後再回到原來姿勢。

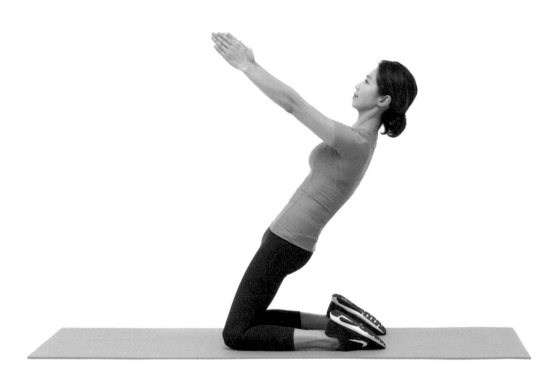

只有一邊的褲子會拖地？
可能是骨盆變形或半側肥大症

接近適婚年齡的三十多歲女性被媽媽帶來看診，可是進入診間的她走路姿勢卻不太自然，好像有點跛腳的樣子，由媽媽親自出面開始述說女兒的狀況：「我的孩子也該結婚了，可是卻跛腳，即使穿褲子也會有一邊的褲管拖地，鞋子也只有一隻會磨損，必須經常更換才行。我擔心是不是有長短腳的問題，於是才來看診。」

「褲子是哪一邊會拖地呢？」我問。「右邊，好像是從國三時開始的，感覺某一條腿比較長，當時心想應該不會吧？所以沒有太在意。站著時如果左腳打直，右腳就得踮起腳尖才行。較長的那一隻腳相對要一直彎著，所以膝蓋總是會痛，走太多路時腿也會腫起來。」

正要談戀愛的年紀卻因為長短腳的問題而倍感壓力，一想到這個不禁令我感到遺憾。因腿長短不一而來看診的病患多半神情鬱悶，他們認為「腿長＝骨頭長」，但是實際檢查後，骨頭長度有差異的情形相當罕見，未滿 1.5 公分是正常的。原因在於，腿長會根據「骨盆的變化」而改變，因此必須分辨是骨頭長度有差異，還是因骨盆變形而產生差異後才能治療。

如果腿長是因為骨盆變形而產生差異，只要矯正骨盆，腿長自然就會一致了。從腰部延伸下來的肌肉分為左右兩側，當腰部傾向某一側時，右側骨盆和左側骨盆的肌肉就會不同。

腿長差異造成的疼痛，多伸展可以改善

一旦肌肉所做的工作或力道改變，該肌肉所掌管的骨骼位置也會改變，因此治療不是將短的那條腿變長，重要的是矯正傾斜的腰部，找回骨盆的平衡。

然而，這名病患的情況出乎我的意料，X 光照片中，腿長差異多達 2 公分，我們稱之為半側肥大症。通常這樣的病患從幼兒時期開始，某側的腿會較長、較粗或變得越來越大，因此他們會對外表感到自卑。這名病患也是因為左腿較長，所以習慣屈膝，讓兩腿的長度一致，導致走路和站立的姿勢不自然。較長的那一腿走路時受到刺激會痛，較短的另一腿則因為必須承載體重，所以膝蓋會痛。

事實上，**腿長差異所造成的疼痛是無法完全治療的，但是可以靠運動減輕疼痛**。如果不運動，疼痛症狀復發是理所當然的，所以我請她做能鍛鍊膝蓋肌肉、擴大髖關節周圍活動範圍的動作。在這樣的狀態下，讓她不會感到疼痛就是最佳的治療方式了。

Doctor's talk

造成腿長不一致的「半側肥大症」及「骨盆變化」

如果腿長差異導致腰部和膝蓋會痛，當務之急是先確認腿長。若腿長不一致，就是半側肥大症，不過也有許多因骨盆往某側傾斜而造成腿長不一致的情況。如果是半側肥大症，建議做能鍛鍊兩側膝蓋肌肉且減輕疼痛的動作；如果是骨盆變化所造成的腿長差異，建議做能矯正骨盆平衡且鍛鍊膝蓋肌肉的動作。

側躺抬腿

功效 透過鍛鍊腹外斜肌，讓肩膀、身體及髖關節肌
肉都能變結實。

每次 **10** 秒

反覆 **20** 次

1. 側躺，手肘彎曲呈 90 度，
   臀部緊貼地面。

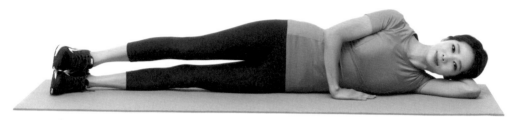

2. 將臀部連同腳抬起，讓上半身和下半身呈
   對角線，維持 10 秒，之後再換邊動作。

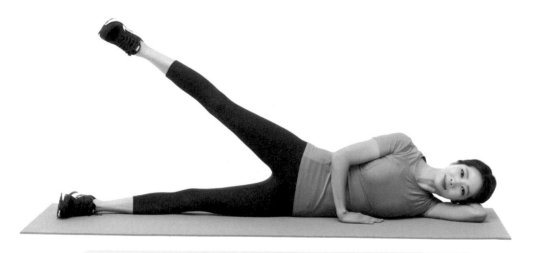

Point 為了避免臀部往後移，要繃緊身體和大腿內側肌肉，讓全身不晃動。

躺姿抱腿

功效 坐骨神經痛是久坐在椅子上的人常出現的腰痛原因。肌肉壓迫坐骨神經，因而出現類似椎間盤突出的症狀。只要做此動作 2 ～ 3 天，疼痛症狀就會消失。不但能伸展肌肉，也能活化臀部肌肉的使用。

每次 **10** 秒
反覆 **10** 次

1. 將左腿抬到右腿上，再將左膝輕輕往下移。

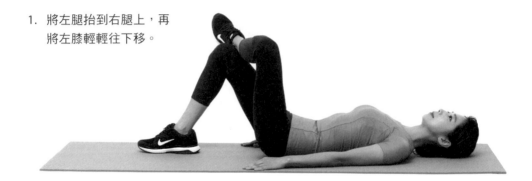

2. 用雙手抱住右腿內側，然後一邊吐氣，一邊往胸口方向拉，之後再換邊動作。

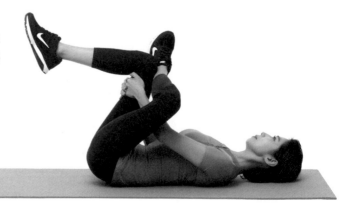

Point 右腿往胸口方向拉時要吐氣，並保持肩胛骨和尾椎不離地。

跪姿後抬腿

功效　有效鍛鍊臀部及大腿後側肌群。

每次 **10** 秒

反覆 **20** 次

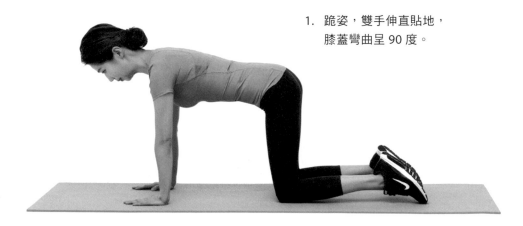

1. 跪姿，雙手伸直貼地，
   膝蓋彎曲呈 90 度。

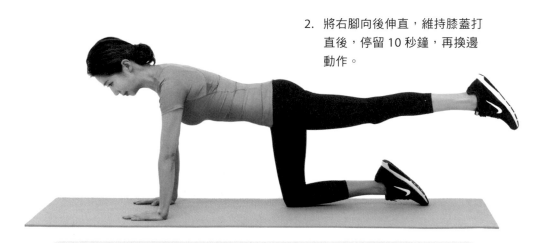

2. 將右腳向後伸直，維持膝蓋打
   直後，停留 10 秒鐘，再換邊
   動作。

Point 腿伸直時，臀部用力往上推，這時要避免另一側的骨盆往前或下移。

趴姿上下抬腿

功效 能強健臀大肌，緊實骨盆並強化
穩定性。

掃描看動作

每次 **10** 秒
反覆 **15** 次

1. 趴姿，右側膝蓋彎曲呈
   90 度。

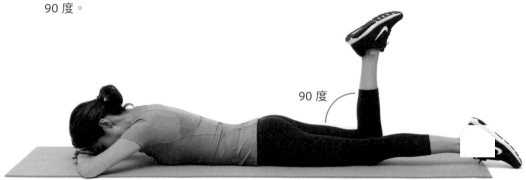

90 度

2. 兩側臀部一邊用力，一邊將膝蓋
   往上抬起，並維持該姿勢 10 秒
   鐘，再換邊動作。

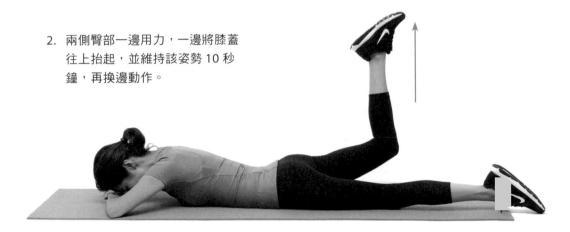

Point 這時為了避免臀部向某側傾斜，另一側臀部也要同時用力，以便找到重心。

Chapter 3

臉部最常見的 3 個痛症問題
—— 下巴&脖子

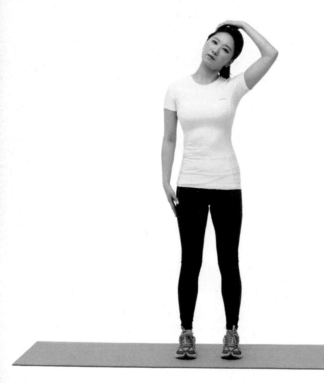

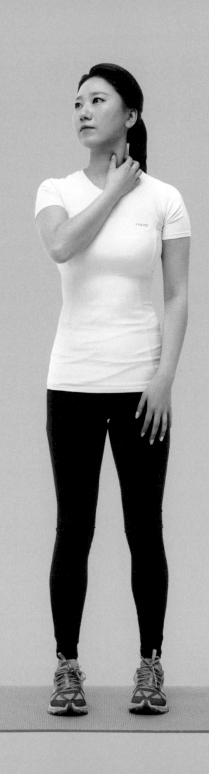

臉部左右不對稱？
請先檢查「顳顎關節」的咬合

二十多歲的大學生走進診間，不僅身材嬌小，連臉也非常小。學生說話前，媽媽率先開口：「我兒子正在準備考研究所，但是顳顎關節經常會痛，讓他很不舒服。之前去牙科和大學附設醫院的口腔外科治療，卻沒有好轉。」

患者說，簡單的物理治療、開止痛藥和熱敷等就是治療的一切了！檢查結果出爐，他的頸椎和頭蓋骨的位置嚴重歪斜。大部分的患者認為是骨頭某側錯位，但在解剖學上，幾乎沒有人是骨骼本身有問題，問題多半在於連接骨頭的過程。

「您有運動嗎？」一問之下，媽媽又再度回答我：「他哪有時間運動，從小一路被說是『天才』、『菁英』，所以總是坐在書桌前讀書，現在也在準備考研究所，根本忙得不可開交。」運動是本院必備的治療方式，她卻說沒時間運動，真令人為難。

我先將手指放入他的臼齒內側確認一側可咬合、另一側不可咬合後，再替他進行咬合不正的矯正。顳顎關節能順利開合後，他不禁感嘆「好神奇」。然而，根據腦中所儲存的記憶，這樣的矯正在二十四小時之內就會恢復原狀。為了改變大腦的記憶，務必要記住某個數字，那就是 24 和 72。

超過七十二小時之前得一再反覆，重複二十四次後才能改變大腦的記憶，意即必須每三天運動一次，而且至少要持之以恆地運動二十四次才行。大家或許會反問「要二十四次？」但是只要二十四次就能終生健康，何樂不為呢？不過，**顳顎關節咬合不正和顏面不對稱一定會伴隨「頭痛」的發生。**

「應該有嚴重的頭痛問題吧？」一問之下果然不出我所料，媽媽說：「他嗎？跑了一大堆頭痛門診。」言語中吐露出她的煩悶心聲。不只會頭痛，慢性疲勞更讓她兒子早上爬不起來，可是不管他睡得再多，依舊會感到疲憊。

放鬆頸部到肩膀的肌肉，顳顎關節才能平衡

　　顳顎關節咬合不正所造成的慢性疲勞會降低生活品質，否則不僅無法運動，睡再多也還是覺得累，有時甚至連睡覺時都會磨牙。顳顎關節異常的患者不是只有下顎要拍 X 光，而是整個脊椎都得拍攝。原因在於，若是沒有同時進行治療，不僅問題難以改善，也極有可能再度復發。唯有同時治療才能完全治癒，並達到改善生活習慣的目的。

　　這名學生同時有顳顎關節咬合不正和一字頸的症狀。一旦有壓力，顳葉、頭蓋骨側面、頭蓋骨後下方、頸部、肩膀以及介於蝴蝶骨之間的菱形肌會強烈收縮，進而帶來一字頸的問題。因此，為了保持顳顎關節的平衡，我建議他放鬆連接頸部到肩膀的肌肉，使用連接下顎和上顎的肌肉，以達到放鬆頸部的效果。

Doctor's talk

顳顎關節一旦變形，會引發頭痛、鼻炎

下巴發出「喀喀」聲響還會痛，且伴隨頸部和肩膀疼痛以及頭痛的問題，這些是顳顎關節咬合不正的三大症狀。顳顎關節一旦變形，會過度刺激三叉神經。三叉神經是延伸到眼睛、鼻子、嘴巴、顳葉、軀幹的神經，又可稱為神經的根源。依受到刺激的部位不同，器官也會產生病變，像是視力模糊、鼻炎、頭痛等問題。

伸展肩頸對角線

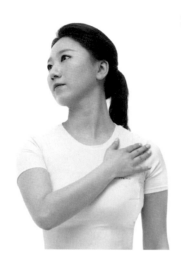

每次 **10**秒
反覆 **10**次

功效　一旦上了年紀，頸部和肩膀線條崩壞後，即使動手術也無法挽救看起來顯老的狀況。但只要持續進行此動作，便能恢復肩頸線條。

1. 扭轉頸部後，將視線朝向 45 度角，並將手放在另一側肩膀上。
2. 輕輕將肩膀往外推，不讓肩膀往前傾，並避免另一側肩膀用力，之後再換邊進行。

按摩頸部肌肉（胸鎖乳突肌）

功效　能打造美麗的頸部線條，有效消除頸紋。不但能維持頸部、肩膀周圍肌肉的彈性，更是打造童顏的必備按摩法。

上下按摩
2分鐘

1. 扭轉頸部後，將視線朝向 45 度角，找到向外隆起的肌肉（胸鎖乳突肌）。
2. 用大拇指和食指捏住肌肉，從下方開始，上下按摩。

> **Point** 由於肌肉越上方越厚，因此請輪流按摩上方和下方。

按摩頭皮（顳肌）

功效　提升專注力、促進頭皮血液循環。臉部皺紋會從耳朵前方開始長出，因此持之以恆地做此動作，臉部肌肉會更有彈性。

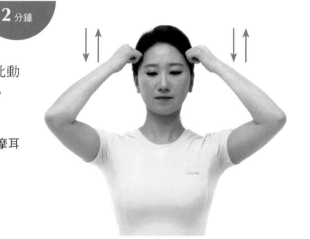

上下按摩
2 分鐘

1. 雙手輕輕握拳。
2. 用中指第二個關節，雙手上下按摩耳輪正上方（顳葉）頭皮。

按摩下顎（咀嚼肌）

功效　建議洗臉時養成臉部抹上洗面乳後再按摩的好習慣，能有效打造 V 型臉蛋。

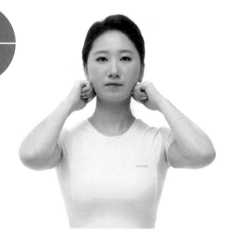

上下按摩
2 分鐘

1. 咬緊牙關，找到下顎處隆起的肌肉（嚼肌），確認好要按摩的位置後，放鬆牙關。
2. 雙手握拳，用最尖的關節上下按摩該部位。

持續運動反而更不舒服？
鍛鍊到錯誤的肌肉所致

　　一名四十多歲的女性前來就診，她先生的興趣是鐵人三項競賽，她自己則像是沾水的棉花一樣，身體有千斤萬斤般沉重。她是公務員，不但要工作，還要料理家務事，又要照顧孩子，常常忙得不可開交，令她感到身心俱疲，她的先生則完全相反。身為運動愛好者的先生一進到診間，我便半開玩笑地責備他。因為在公司吃的午餐就是太太吃得最像樣的一餐，太太為了準備便當給孩子們，自己卻沒辦法好好吃上一頓飯。

　　她深受壓力與過度疲勞的折磨，連覺也睡不好，即使有吃飯也覺得跟沒吃一樣。然而，一起經營家庭的先生一到週末就忙於休閒活動，導致太太得一個人照顧孩子，於是疲勞感越積越多，引起椎間盤退化症和腹部過度肥胖等問題，讓身體完全失衡。再加上她正處於更年期，荷爾蒙變化旺盛，內心的怒火可想而知。

　　既無法發洩在孩子身上，也無法發洩在開心運動完返家的先生身上，只好自己過得戰戰兢兢，將一切壓抑放在心裡，這就是發病的原因。

　　太太接受運動治療時，先生前來診間詢問：「我也想接受治療，運動時脖子嚴重撞擊地板，後來一直感到又痠又痛。」檢查結果出爐，他騎登山越野車時留下的外傷不僅造成頸椎椎間盤突出，同時也有腰部椎間盤突出的問題。四十多歲的他擁有緊密成團的肌肉，屬於健康的體型。

　　「頸椎椎間盤突出是外傷造成的，這點我明白，但是腰部椎間盤突出完全出乎我的意料之外，我不曾覺得痛啊！」先生如此說著。

由於椎間盤被富有彈性的肌肉支撐著，因此不會再被往外推出去。不過，我建議若身體疼痛，不妨多做強化深層肌肉的運動。基本上，**沒有適當使用肌肉是所有疼痛的原因。**有些人太少使用肌肉，所以即使只是稍微使用肌肉也會覺得痛。相反地，也有一些人是因為過度使用肌肉而覺得痛，這就是「過度使用症候群」（Over Use Syndrome）。

想抑制疼痛，要先鍛鍊深層肌肉

大肌肉將他的身體打造得既有彈力又圓鼓鼓的，可是如果想要抑制疼痛，反而應該專心鍛鍊深層肌肉，而非大肌肉。唯有深層肌肉能掌控全身的平衡後，那麼即使大肌肉再怎麼發達，我們的身體也能撐得住。

試想一下舉重選手，舉重可謂為科學，為了舉起沉重的槓鈴，光靠蠻力是不行的。如果單靠蠻力，很有可能會受傷。日常生活中也會運用到舉起槓鈴的角度、平衡、舉起的瞬間分散體重的方法等。換句話說，身體疼痛應從平衡與分散體重的概念出發，再來找出解決之道。

Doctor's talk

「錯誤的運動方式」是肌肉痛的主因

仔細觀察有運動的人和肌肉結實的男女，會發現他們大部分只有外觀上看得到的肌肉在變大，但是讓身體能毫無病痛且維持健康的深層肌肉卻略顯單薄。深層肌肉是指控制骨骼，讓人維持端正姿勢的小肌肉。如果最貼近骨頭的深層肌肉太脆弱，便容易引起關節疼痛。為增加肌肉而開始在健身房做不合適的運動，會導致表層肌肉超出負荷，反而會出現肌肉痛、韌帶受損或關節炎等問題。

肩頸側伸展

功效 能舒緩左右頸部到肩膀所連接的肌肉，
帶來舒暢感。

每次 **10** 秒
反覆 **10** 次

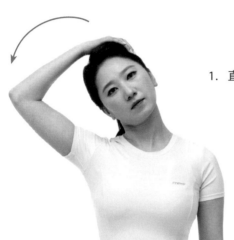

1. 直視前方，用手掌包覆頭頂。

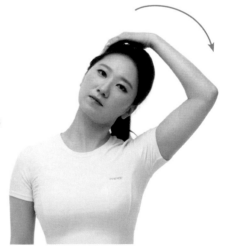

2. 一邊輕壓指尖，一邊吐氣，伸展頭部。
這時臉頰朝向正面，並避免另一側肩膀
用力，之後再換邊進行。

伸展後頸肌肉

功效 刺激肩胛骨之間的肌群，
有助預防及治療一字頸。

每次 **10** 秒
反覆 **20** 次

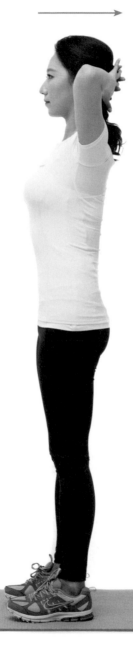

1. 雙手十指緊扣，舉至耳朵高度，
   並置於頭部後方。

2. 手肘維持水平狀態，一邊吐氣，
   一邊將頭輕輕往後仰。這時應避
   免過度往後仰，且不能彎腰駝背，
   頭往後仰的力道和手部支撐的力
   道要一致。

抗力球前後推骨盆

功效 增加身體柔軟度，並透過「推」的動作，改善腰痛。

掃描看動作

每次推 **5** 秒

反覆 **3** 分鐘

1. 坐在抗力球上，固定上半身，讓頭部到肋骨呈一直線。

2. 前後慢慢移動骨盆，這時應避免膝蓋往前移，臀部往後推時吸氣，往前移時吐氣。

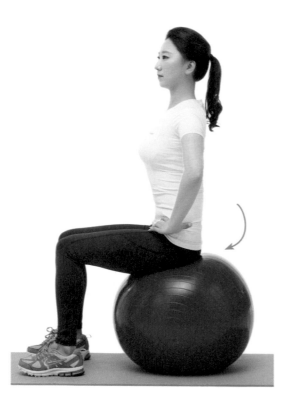

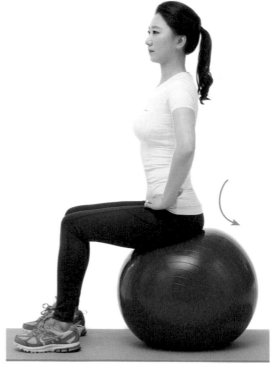

抗力球左右推骨盆

功效 能自在活動骨盆就能保持年輕。此運動不但能讓腰部變得更健康，更會讓你的身體變柔軟。

每次推 **5** 秒

反覆 **3** 分鐘

1. 跟骨盆前後移動相同，坐於抗力球上，穩定上半身，肩膀不歪斜。

2. 慢慢往左右兩側推動骨盆，推動時吐氣，回到原位時吸氣，反覆進行。

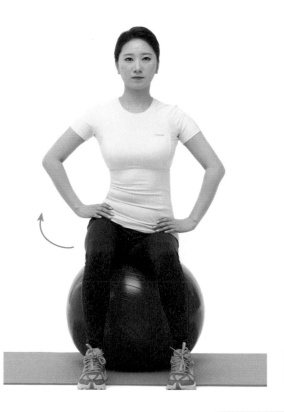
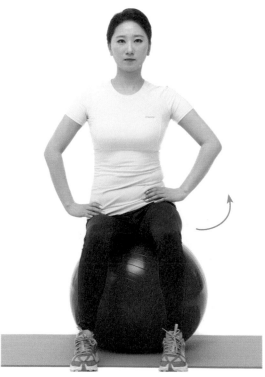

Point 臀部不往後移。

俯趴抬手腳

功效　這是推薦給男女老少的運動，能打造出美麗的身材
曲線。不但能強健豎脊肌，也能讓人擁有結實的頸
部和腰部肌肉。

每次 **10** 秒
反覆 **20** 次

1. 呈俯趴姿，輕壓下半身，讓兩側骨盆觸地。

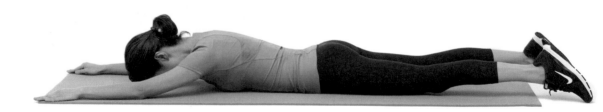

2. 繃緊臀部，並同時抬起上半身和下半身。這時雙
   臂和雙腿不能彎曲，並避免過度抬頭。視線固定
   在離地 45 度的高度並維持 10 秒，再重複動作。

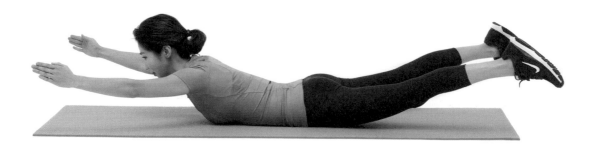

頭痛和顳顎關節有關？
戒除托腮、側睡才能根治

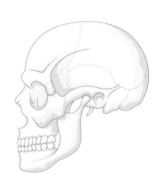

　　一名生物學系的教授前來就診，深受頭痛問題所苦的他，猜想顳顎關節異常可能是引起頭痛的原因，於是才來我的醫院報到。看到進入診間的他後，我著實嚇了一跳，四十多歲的年紀卻有許多白髮，還有嚴重的國字臉，一見到我，他劈頭就問：「聽說顳顎關節也會導致頭痛？」

　　「是的，視力會模糊不清，鼻炎也不會痊癒，甚至會噁心想吐。您健康狀況不太好吧？」坐在診間一天面對數十名病患問診，如今只要看臉，我就知道他哪裡不舒服。

　　「您怎麼知道？」檢查結果出爐，是伴隨典型一字頸的顳顎關節咬合不正，頭痛則是因為頭蓋骨肌肉收縮所造成的。「可是您晚上睡覺時會磨牙嗎？」一問之下，他回答了：「我太太每天為了這件事碎碎唸，不知道是不是因為磨牙的關係，早上起床下巴都會痠痛。」

　　我反問他：「白天是否有咬緊牙關的習慣？」低頭沉思的他回答：「對。」緊張或埋頭想事情時，不知不覺就會咬緊牙關，所以才會引起頭痛。他說，在太太的勸說下到中醫診所接受治療後，晚上會戴著口腔裝置就寢。如果磨牙太嚴重，日後可能會因為牙齒磨損而必須做人工植牙。為了預防這件事，他才會戴口腔裝置。然而，我卻不這麼認為。

顳顎關節咬合不正也會引發一字頸，必須一起治療

　　「請您現在不要再戴口腔裝置了，咬緊牙關的習慣就會消除，夜間也不會再磨牙了。」我如此勸告他。

夜間的睡眠時間等同於是複習白天行為的時間，白天做了哪些行為十分重要，因此只要白天不咬緊牙關即可。與此同時，我也充分讓他明白錯誤的生活習慣會導致顳顎關節咬合不正。

「必須戒掉托腮、愛吃又硬又有嚼勁的食物、側睡、趴睡或蹺腳等習慣。」他猶豫一會兒後開口了：「可是我很愛吃軟骨。」就算食物為生活帶來好心情，但是為了顳顎關節，向它告別是理所當然的。「請您戒掉軟骨三個月就好。」我回答他。

治療顳顎關節時，必須一併治療一字頸。簡單來說，這兩者是「摯友」。原因在於，如果患有顳顎關節咬合不正，頭部會向前傾，頸部前方肌肉會變短，導致顳顎關節咬合不正的問題更加嚴重。

最後會因顳顎關節咬合不正所引起的頭痛而就醫，不過治療時會同時處理一字頸和骨盆歪斜。

白天為了治療咬合不正而配戴維持平衡的裝置，即使夜間拿掉再就寢，也能靠記憶力傳送白天維持兩側平衡的刺激，磨牙的問題便逐漸消除了。三個月後，不僅下顎線條比先前來得更圓滑，原本迷茫的眼睛也更加有神了。「好像重見光明一樣，腦袋輕鬆不少就更不用說了。」他開心地說著。

Doctor's talk

下巴的形狀取決於「嚼肌」

就算年輕時下巴擁有 V 線條，上了年紀後也會變成接近九十度的尖角，這是因為嚼肌（Masseter）發達使方下巴變明顯的緣故。嚼肌是抬高下顎幫助咀嚼動作的肌肉，咀嚼時會增強肌力，所以為了收縮肌肉會施打肉毒桿菌。運動能治療顳顎關節咬合不正，就算中年也能擁有 V 線條。

打造 V 線條的顳顎關節運動

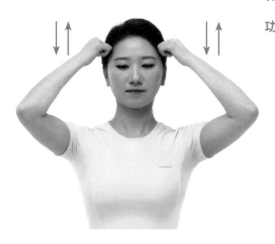

按摩頭皮（顳肌）

功效 提升專注力、促進頭皮血液循環。臉部皺紋會從耳朵前方開始長出，因此持之以恆地做此動作，臉部肌肉會更有彈性。

上下按摩

2 分鐘

1. 雙手輕輕握拳。
2. 用中指第二個關節，雙手上下按摩耳輪正上方（顳葉）頭皮。

按摩下顎（咀嚼肌）

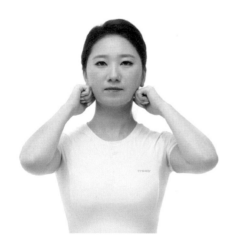

功效 建議洗臉時養成臉部抹上洗面乳後再按摩的好習慣，能有效打造V型臉蛋。

上下按摩

2 分鐘

1. 咬緊牙關，找到下顎處隆起的肌肉（嚼肌），確認好要按摩的位置後，放鬆牙關。
2. 雙手握拳，用最尖的關節上下按摩該部位的肌肉。

按摩頸部肌肉（胸鎖乳突肌）

功效 能打造美麗的頸部線
條，有效消除頸紋。
不但能維持頸部、肩
膀周圍肌肉的彈性，
更是打造童顏的必備
按摩法。

掃描看動作

上下按摩

2 分鐘

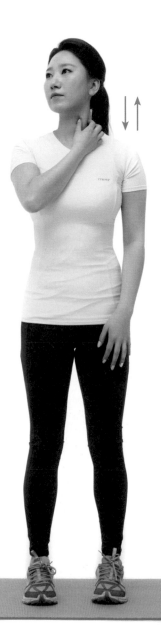

1. 扭轉頸部後，將視線朝向 45 度角，找到向
   外隆起的肌肉（胸鎖乳突肌）。
2. 用大拇指和食指捏住肌肉，從下方開始，
   上下按摩，由於肌肉越上方越厚，因此請
   輪流按摩上方和下方。

Chapter 4

肩頸最常見的 4 個痛症問題
── 肩膀 & 手臂

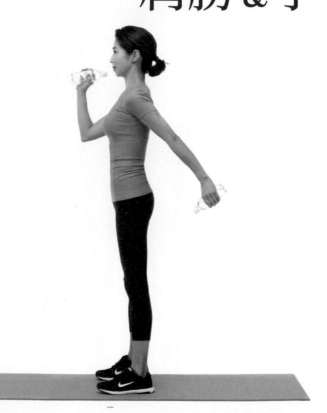

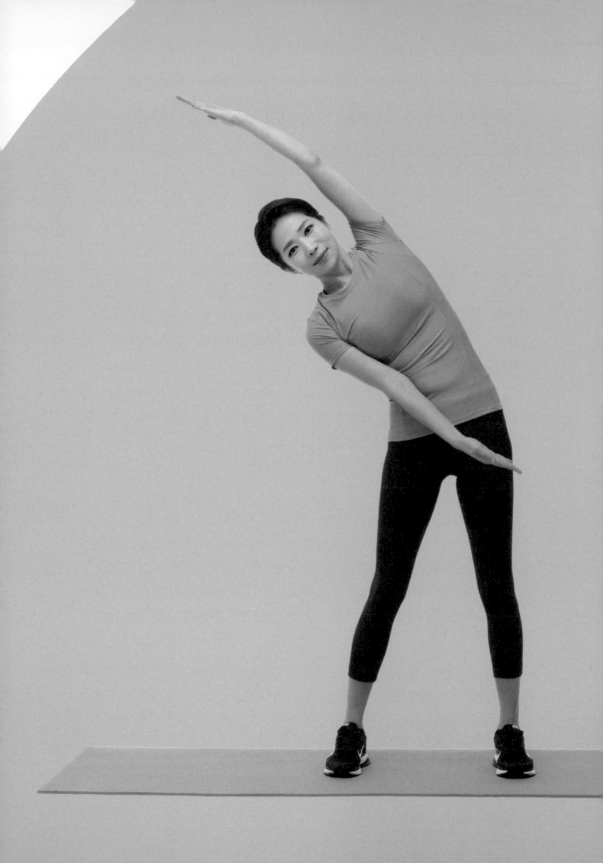

手肘無力、痠麻，也會引發頭痛？
矯正姿勢才能根治疼痛

二十多歲的女兒和五十多歲的媽媽並肩進入診間，兩人口徑一致，訴說著手肘的痛楚。「每次手肘用力時，就會產生肌肉被撕裂的疼痛感，痛到沒辦法做任何事。」了解後發現，她們兩人一起經營咖啡店，一天要重複用濃縮咖啡機往同一個方向轉動咖啡豆過濾器，再安裝上去，萃取數十次，難怪手肘肌肉會受傷。

「一開始以為只有手肘痛，可是後來發麻、疼痛的症狀擴散到手臂和肩膀，有時甚至連手臂都會動彈不得。」每到晚上疼痛加劇，令人難以入眠。肩膀痛到無法躺向疼痛的那一側，手肘則是痛到連咖啡杯都拿不起來、也轉不動門把，而且手掌和手指發麻，連手腕也有疼痛感，整體都有問題。

根據症狀所示，肩膀是因為「肩夾擠症候群」，手肘患有「高爾夫球肘」，手腕則是「腕隧道症候群」，三種症狀合而為一，即使是鋼鐵人也招架不住。雖然最痛的部位是手肘，但是由於關節活動的範圍太廣，導致頸部、肩膀和斜方肌呈現收縮狀態。最有效的辦法是治療手臂且不使用，但若不使用手臂，咖啡店就得關門大吉，因此要治療就更不容易了。

此外，媽媽經常睡不好，她說手臂和肩膀痛歸痛，但是受到慢性頭痛的影響，腦袋不曾清醒過。頭痛是反映身體異常的重要信號，這種情況下，頭痛的原因跟手肘疼痛有關。手腕和手肘經常處於緊張的狀態下，連接頸後方、肩膀和咽喉的肌肉縮短，並伴隨顳顎關節咬合不正，當身

體中心的軀幹往上提時便會壓迫到神經，進而引起肌肉萎縮性頭痛。

　　頭腦變遲鈍後，緊繃的壓迫性疼痛會持續數日到數個月，尤其壓力大時更容易產生，下午到傍晚之際則會漸趨嚴重，有時甚至會伴隨輕微的憂鬱傾向。

越歪的姿勢，越容易引發疼痛

　　治療手腕、手肘和肩膀相連的嚴重疼痛，以及它所引起的頭痛是當務之急。如果起因是不當的刺激，那麼為了解除疼痛，矯正姿勢和養成正確的生活習慣是必須的，這同時也是讓身體年齡減少十歲的訣竅，意即讓四十歲能發揮三十歲的功能，三十歲能發揮二十歲的功能。

　　藉由放鬆手腕和肩膀僵硬肌肉的伸展操打造端正體態，是擺脫頭痛的方法。於是我開給咖啡師媽媽和女兒的處方箋包括：讓受到刺激的手腕和手肘往反方向伸展、在正常活動範圍內，讓肩膀能上下左右活動的肩關節強化運動，及舒緩連接頸後方、肩膀和咽喉的肌肉，以防止頭痛。為了掌控肌肉，生活中必須努力維持端正姿勢，千萬要謹記，不良習慣會招來疼痛！

Doctor's talk

若是常頭痛，多和顳顎關節有關

如果有頸部和肩膀疼痛問題，或經常頭痛，可能要懷疑患有「顳顎關節咬合不正」。原因在於，往上延伸到顳葉的神經收縮會引起頭痛。某側下巴發出「喀喀」聲響或打哈欠到一半時發出「喀」一聲，若是一再出現這樣的狀況，並且伴隨疼痛感，很有可能就是顳顎關節咬合不正。此外，托腮、習慣趴睡、愛吃又硬又有嚼勁的食物等，也會造成顳顎關節咬合不正。

扶牆伸展

功效　如果肩膀前面的關節變窄，其可活動範圍就會
變小。雖然這只是簡單的動作，但是既能延
展胸部肌肉、讓背部挺直，也能伸展肩關節。

掃描看動作

每次 **10**秒

反覆 **20**次

1. 肩膀和手肘呈 90 度
　後，緊貼牆面。

2. 右腳往前伸出，屈膝讓重心向前移，
　並將上半身往前推，之後換邊動作。

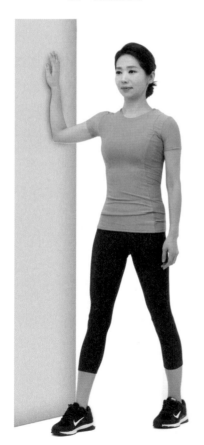
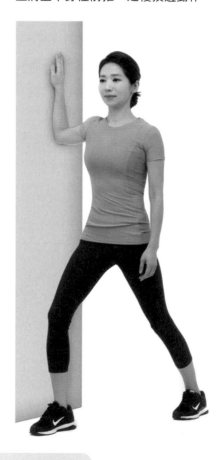

Point 這時應注意別將腹部往前挺出去。

雙臂交叉拉手肘

功效 延展肩關節，讓肩膀能夠活動自如。

每次 **10** 秒
反覆 **10** 次

1. 左手臂伸直呈一直線，並通過胸口上方朝
   右方伸展；右手臂彎曲呈 90 度後，兩邊
   手腕交疊，再將左手臂往身體方向拉。

2. 之後換伸展右手臂，
   注意身體不傾斜。

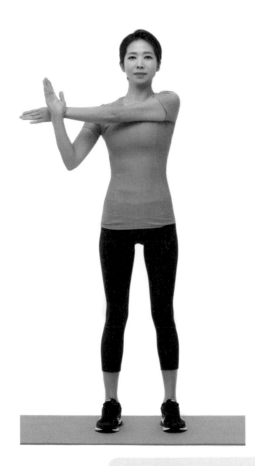
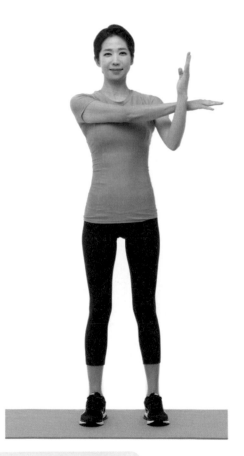

Point 動作時應避免轉動上半身，也不要拉過頭。

肩膀外旋伸展

功效 能提高肩胛骨的穩定性，讓背部挺直，是屬於
強健肌肉的運動。

每次 **10** 秒
反覆 **15** 次

1. 站姿，直視正前方。手肘
   彎曲呈 90 度，並手拉彈
   力帶後固定在腰間。

2. 肩膀放鬆，並同時將手向外
   拉。這時應將手肘固定在腰
   間，避免手肘往後移。

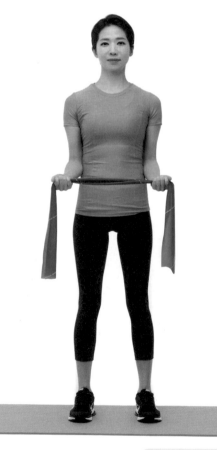
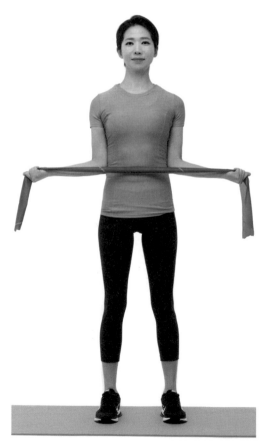

Point 彈力帶可根據拉的長度來調整強度。

彈力帶伸展肩膀

每次 **10**秒
反覆 **15**次

功效 結實的肌力是擁有修長手臂的祕訣，只要持之以恆
地做，肩關節會越來越結實，前臂也會產生彈性。

1. 站姿，直視正前方。將彈力帶固定
於堅固物品上，當作支撐點，並用
雙手抓住彈力帶。

2. 肩膀放鬆，繃緊肩胛骨，
並同時將彈力帶往後拉。

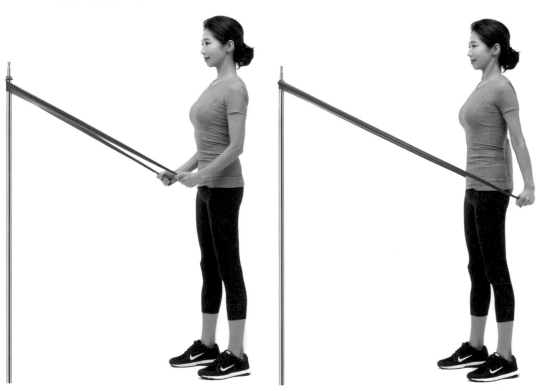

Point 這時腹部和臀部要用力，避免將上半身往前推，以便找到身體的重心。

Case 02

不是五十肩的「肩夾擠症候群」！
無須手術，正確伸展即可改善

　　我的朋友當中，有一名患有高血壓及糖尿病。某天我們一同享用中餐，吃飯途中她突然服用高血壓和糖尿病的藥，宛如在吃維他命一樣。

　　「妳在吃什麼？」我問。「高血壓和糖尿病的藥，吃飯時服用這個，不僅血壓不會上升，也能調整血糖。」因此她在用餐時間服用高血壓藥和糖尿病藥。〈如果為了改善一個症狀而持續服用藥物，日後會患上兩種後遺症〉——這是我曾經讀過的一篇文章。意思是，今天急於改善當下的不良狀態而忽略未來，是不行的。

「肩夾擠症候群」是連接肩膀的韌帶摩擦所致

　　五十多歲的女性患者進入診間後，一打完招呼便大吐苦水。

　　「醫生說我的肩膀必須動手術。」

　　「為什麼呢？」

　　「他說我的肩膀韌帶撕裂了，叫我下個月動手術。」

　　「您有帶診斷紀錄書影本和 MRI 核磁共振影像嗎？讓我幫您確認看看。」果然，她患有肩夾擠症候群和五十肩，一看就知道不適合動手術，可是她的臉色一點也不好。

　　「您的臉色看起來不太好，哪裡不舒服嗎？」

　　「我在經營餐館，最近忙得不可開交，所以覺得有點累，也沒有力氣運動。」她繼續說下去。

　　「我有糖尿病。」

　　「有吃藥嗎？」

「常常會忘記吃藥。」

「用餐前的空腹狀態下，血糖是多少？」

「這個嘛……沒量過不知道。」

那句話的意思像是：「我有血糖問題，沒精力運動，所以請別叫我運動。」然而，糖尿病不正是必須保持運動的病症嗎？況且由於肩膀使用受限，肩膀出了問題，因此運動治療是更有效的辦法。

有項病症不是五十肩，卻經常被認為是五十肩，她罹患的「肩夾擠症候群」就是如此。它好發於過度使用肩膀的運動選手身上，過度活動小範圍時便會引發此症狀。如果說五十肩是肩膀內側關節出問題，那麼嚴格說起來，**肩夾擠症候群就是連接肩膀的韌帶出問題。**活動時彼此不該碰觸的韌帶卻彼此碰撞，因而產生疼痛，若是置之不理，不僅肩膀，前臂也會跟著疼痛。

「肩夾擠症候群可以不用動手術，透過運動就能治療。最長需費時六個月到一年的時間，最短只需三到四個月即可。」最後她選擇運動治療，後來也成功擺脫疼痛。如果是因使用不當而產生疼痛，為了消除疼痛，必須先找出原因再來改善。

Doctor's talk

「騎飛輪」有利於糖尿病治療

若患有糖尿病，建議一週騎三次室內飛輪車，每次騎三分鐘。運動會使壓力荷爾蒙「皮質醇」的分泌減少，釋出幸福荷爾蒙「腎上腺素」。一旦肌肉中的胰島素開始工作，血糖便會下降，並會激活成長荷爾蒙。肌肉變結實的同時，血糖減少的速度也會隨之加快。糖尿病患者建議以全速騎飛輪車一分鐘後再休息，重複三次。另外，飲食方面應以「低碳水化合物」和「高蛋白」為主。

雙臂交叉拉手肘

每次 **10** 秒

反覆 **10** 次

功效　延展肩關節，讓肩膀能夠活動自如。

1. 左手臂伸直呈一直線，並通過胸口上方朝反方向伸展；右手臂
   彎曲呈 90 度後，兩邊手腕交疊，再將左手臂往身體方向拉。

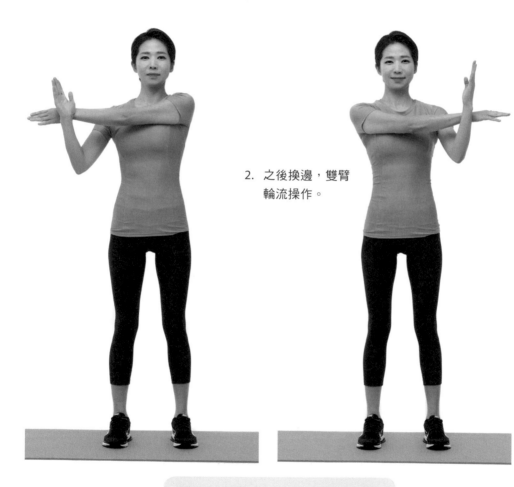

2. 之後換邊，雙臂
   輪流操作。

Point 避免轉動上半身，也不要拉過頭。

單臂向後轉

左右輪流

反覆 **10** 次

功效 增加肩關節的活動範圍，也能有效防止受傷，屬於有效伸展肩膀的運動。

1. 站姿，直視正前方，雙臂輪流由前向後繞圈。

2. 雙臂輪流操作，讓肩膀能有效伸展。

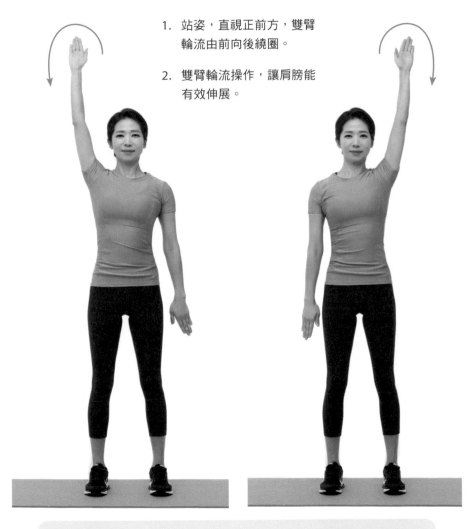

Point 腹部和臀部用力，避免將上半身過度往前推，以便找到身體的重心。

雙臂上舉拉手肘

功效 放鬆肩膀肌肉，防止運動所造成的
傷害，同時預防肩膀疾病。

掃描看動作

每次 **10** 秒

反覆 **10** 次

1. 站姿，直視正前方，舉起左手
   臂，讓左手肘緊貼耳邊。

2. 右手臂往上舉，並抓住左手肘
   後往內拉。之後換邊動作。

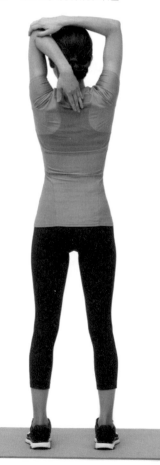

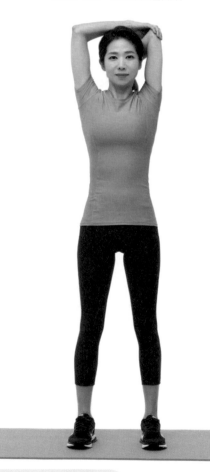

Point 避免骨盆往旁邊移動，或是過度用力。

彈力帶拉肩運動

功效 能提高肩胛骨的穩定性，讓背部挺直，屬於
強健肌肉的運動。

每次 **10** 秒

反覆 **15** 次

1. 站姿，直視正前方。雙手
   拿彈力帶，手肘彎曲呈
   90 度後固定在腰間。

2. 肩膀放鬆，雙手同時向外
   拉。這時應將手肘固定在
   腰間，避免手肘往後移。

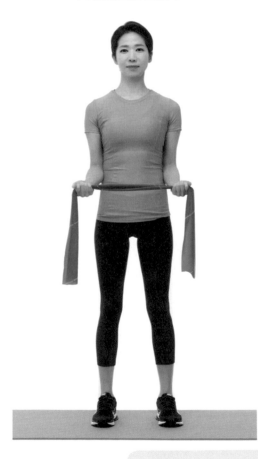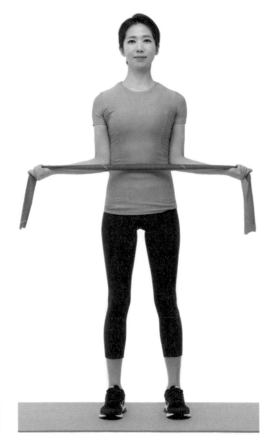

Point 彈力帶可根據雙手拉的長度來調整強度。

手臂無法舉到肩膀上！
煩惱和情緒也會引發肩膀不適

在門診跟患者談話時，時間總是稍縱即逝。這是因為雖然患者的身體狀態很重要，但是為了給予適當處方，同時也得仔細觀察病患心理狀態的緣故。

「全身上下到處都在痛，肩膀總是硬邦邦的，好像要垮下來一樣，手臂根本沒辦法往上舉；腰會痛，所以坐下後很難再站起來；膝蓋也不知道為什麼會痠痛，只要看到樓梯或是下坡路就想逃跑。」看起來四十多歲的她慢條斯理地說出自己的狀態。

我問她：「您從事什麼工作呢？」她回答：「工作嗎？我沒有上班。」沉靜片刻後，我問道：「那為什麼會全身疼痛，而且疼痛都沒有消失呢？您是不是有煩惱呢？」她的眼睛逐漸濕潤起來，接著平心靜氣地娓娓道來。「我在照顧婆婆，但是她是難以根治的失智症患者。」她哽咽了一會兒後說：「婆婆不自覺地在澡堂裡上大號，這件事是失智的開端。」四年來在家照料婆婆，不知道內心有多麼煎熬、多麼辛苦。

她表示，最後她將病情逐漸惡化的婆婆送到療養院，對此她感到十分內疚。她有如幻聽般聽到先生說：「妳就那麼不想照顧媽媽嗎？」受到精神疾病症狀的影響，她將所有責任攬在自己身上，自己折磨著自己，以致心情有如置身在地獄，連身體也因為大大小小的疼痛問題而疲憊不堪。

「早上起床就像快死了一樣。」她不但無法大聲發出呼吸聲，還得看先生的臉色。

我小心翼翼地開口說：「將媽媽送去療養院後，感覺您相當過意不去。」她沒有否認。雖然我是治療病痛的醫師，但是這次的狀況必須同

時治療心靈層面。檢查結果是，肩夾擠症候群導致肩膀無法扭動或手臂舉不起來。

適度游泳，可避免肩夾擠症候群復發

受到心情影響，身體也呈現萎縮狀態，由於是在一定範圍內局部活動所引發的疾病，因此為了讓她能自由自在地活動手臂，我建議她做些能幫得上忙的運動。治療進入最後階段時，她能舒服地活動肩膀，而且毫無疼痛感。為了不讓肩夾擠症候群復發，我建議她多游泳，並叮嚀她要卸下心靈的負擔。

「您不用因為將媽媽送到療養院而太過自責，不過要時常去探望她，即使時間短暫也要逗媽媽開心，也別忘了拍下媽媽感到幸福的表情，並傳給先生看。」我如此勸告她。

有太多媽媽身兼孩子們的母親、某男人的妻子、婆婆的媳婦，就算獨攬家計也不曾顯露煩悶的心情。然而，我想說的是，妳們當之無愧。不是任何人都能無所不能。在戲劇中，一人分飾多角的人才是演技最精湛的實力派演員，而母親正是屬於這樣的角色。

Doctor's talk

引發肩膀疼痛的原因

引發肩膀疼痛的狀況或程度，會因原因而有所不同，包括：
- 肩夾擠症候群：展開肩膀並高舉至 90 度左右時，感到劇烈疼痛。
- 肩肌筋膜疼痛：肩膀經常感到沉重又痠痛。
- 肩膀部分撕裂：用手指輕壓肩膀有壓痛感。
- 五十肩：受到疼痛影響，運動範圍減少至 50% 以內。
- 鈣化性肌腱炎：劇烈疼痛使手臂根本無法活動。

伸展肩關節

功效　可使肩膀活動自如及伸展側腰，也能有效刺激脊椎
　　　　肌肉。

每次 **10** 秒
反覆 **10** 次

1. 站姿，直視正前方，雙腳
   張開至與肩同寬；雙臂伸
   直，舉至與肩同高。

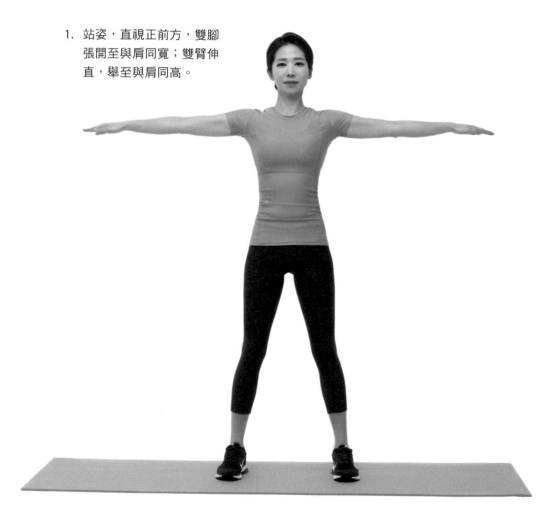

2. 左手在上，右手在下，交叉伸直
   呈 45 度，並同時伸展側腰肌肉。

3. 之後換邊，雙手輪流動作。

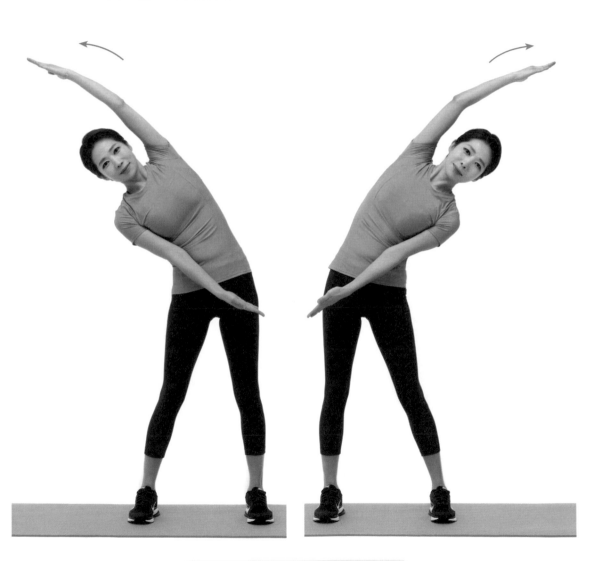

Point 避免骨盆往旁邊移動。

單臂向後轉

功效 增加肩關節的活動範圍，也能有效防止受傷，屬於
有效伸展肩膀的運動。

左右輪流

反覆 **10** 次

1. 站姿，直視正前方，雙臂
   輪流由前向後繞圈。

2. 雙臂輪流操作，讓肩膀能
   有效伸展。

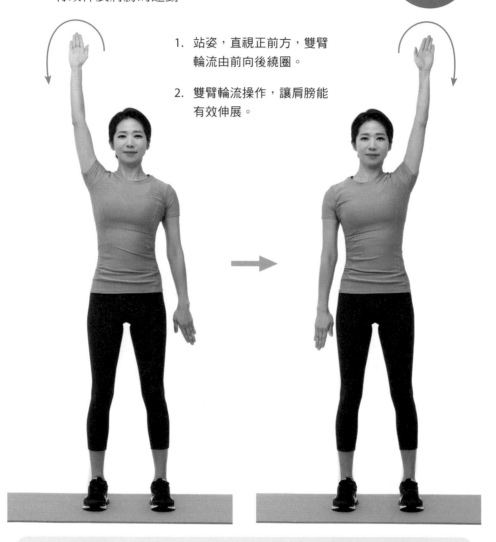

Point 腹部和臀部用力，避免將上半身過度往前推，以便找到身體的重心。

手肘向後伸展

功效 增加肩膀活動度，亦可緊實
手臂肌肉。

掃描看動作

每次 **10** 秒
反覆 **15** 次

1. 站姿，雙手拿著礦
   泉水瓶。右手彎曲
   呈直角，左手伸直
   呈一直線。

2. 雙臂反覆前後移動
   再伸直。

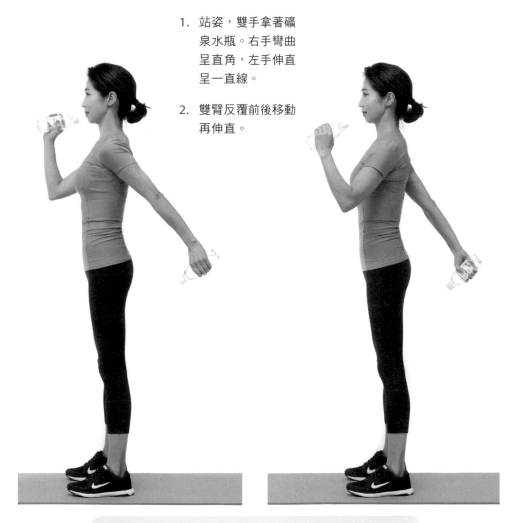

Point 彎曲再伸直時，手臂必須用力，才能做出正確的動作。

斜肩是睡姿不良所致？
長期枕手臂睡覺是主因

隨著電腦和智慧型手機等 3C 產品日新月異，患有斜肩、烏龜脖、駝背等問題而上醫院的患者更是不計其數。某天，三十多歲的電腦程式設計師來到診間。因為整天坐在桌子前盯著螢幕，同時敲打著電腦的鍵盤，所以始終擺脫不了頸部和腰部疼痛的問題。

「過去五到六年之間，礙於頸部和腰部會痛，我跑遍大大小小的醫院，接受過不少治療。不僅在中醫診所接受針灸和拔罐，也曾經在骨科和神經外科做物理治療和打針，可是卻徒勞無功。」他甚至說，自己報名健身中心開始運動，但是卻造成肩膀疼痛，雖然做了關節鏡檢查，卻未發現韌帶或軟骨損傷等問題。事實上，疼痛多半是錯誤的生活習慣所造成的。

「您平常的生活作息如何呢？」

「我長時間坐著工作，下班後會去運動，回到家後就睡覺。」

「睡眠品質好嗎？睡覺途中會醒來嗎？」近來許多人因失眠而生活品質變差，所以我通常會詢問病患睡眠習慣。「啊，睡一睡會醒來一兩次，因為我習慣枕著某隻手臂睡覺，所以手會發麻。」枕著手臂睡覺就是問題所在。

「要先從睡眠習慣開始改變，如果不這麼做，再多治療也無效。」

「我也曾經懷疑過是不是睡眠習慣造成肩膀疼痛，為了改變，我設法努力過，可是卻沒有成功，甚至也使用過價格昂貴的睡眠枕頭。」

長期使用正確姿勢睡覺，大腦就會記憶

睡眠時間是將白天透過末梢神經所取得的資料儲存在腦中變成壓縮檔的時間，因此必須著重在改善白天時段的行為模式以及睡眠習慣。人們認為某側肩膀不平衡時，下意識地使用另一側肩膀也無妨，但我們必須利用白天時段進行能達到兩側肩膀平衡的運動。

他的右肩較高，又有一字頸，兩側肩胛骨的位置也不同。事實上，大多數人是右撇子，右邊功能較發達，所以右肩通常比較高。由於左右失衡，因此睡覺時也會躺向平時感到較為舒適的那一側，或是要枕著手臂睡覺才睡得安穩。側躺並枕著某側手臂才會分泌多巴胺和血清素使他產生睡意，這是他的大腦所儲存的內容。不過，設定值隨時可以更改。**那就是長期重複正確的睡眠姿勢，藉以改變大腦的記憶。**

「起初會很辛苦，但是只要持續努力一個月，就能改變習慣；只要習慣改正，疼痛感也會煙消雲散。」透過運動治療和改善生活習慣，他的人生有了 180 度的大轉變，不僅肩膀疼痛消失了，兩側肩胛骨位置也變一致，體態更是恢復均衡了。

Doctor's talk

改變習慣，才能根治疼痛

如果身體無緣無故感到不適，首先必須從生活習慣開始檢視。是否彎腰駝背、脖子前傾且幾乎整個人躺在椅子上工作呢？這樣會導致腰部產生疼痛感。走路時是不是「咚咚咚」像蓋印章一樣用整個腳掌步行呢？那麼你將無法擺脫膝蓋和腰部疼痛的問題。如果想改變不良習慣，大腦就得儲存全新的記憶。為了儲存新記憶，我們必須在 72 小時內反覆操作，並且重複二十四次才行。只要改變習慣，便能擺脫折磨自己的疼痛問題。

毛巾左右伸展

功效 延展平常較少使用的肩關節，並放鬆側腰和腰部肌肉。

每次 **10** 秒

反覆 **10** 次

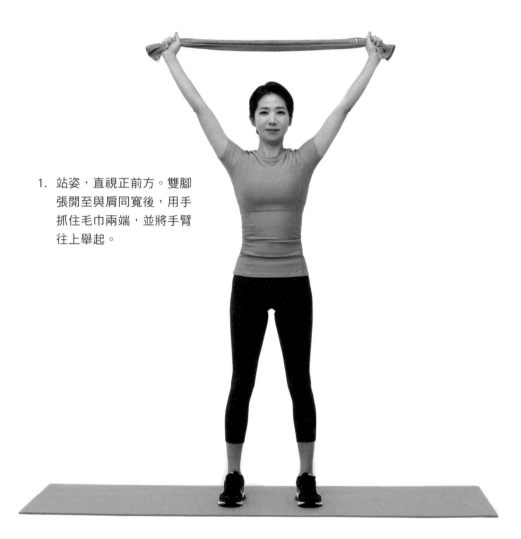

1. 站姿，直視正前方。雙腳張開至與肩同寬後，用手抓住毛巾兩端，並將手臂往上舉起。

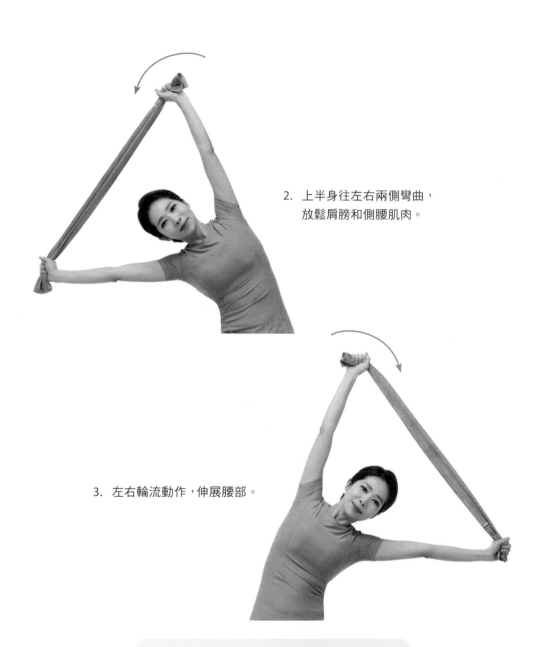

2. 上半身往左右兩側彎曲，
   放鬆肩膀和側腰肌肉。

3. 左右輪流動作，伸展腰部。

Point 肩膀勿過度用力，一邊吐氣，一邊伸展。

矯正斜肩的平衡運動

超人伸展運動

每次 **1** 下
反覆 **10** 次

功效 除了鍛鍊豎脊肌，也能有效刺激背部和腿部後側肌肉。

1. 呈趴姿，雙臂輪流向前伸
   直，雙腳也交互抬起。

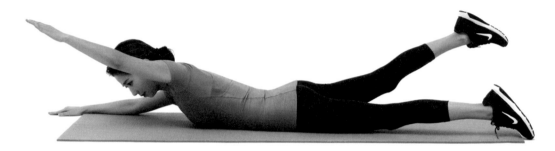

2. 左右交互進行，每次反覆一下，
   再慢慢增加到每次十下。

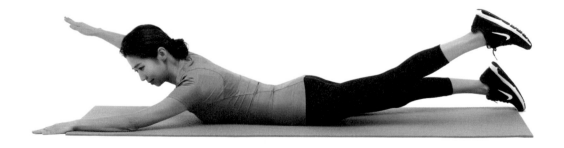

Point 臀部用力，固定好骨盆，避免左右轉動。頭部維持 45 度，避免抬得太高。

繃緊肩胛骨運動

功效 能讓彎腰駝背的背部挺直,並強健肩膀後方肌肉,
舒緩背部的疼痛。

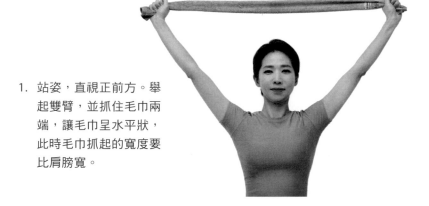

1. 站姿,直視正前方。舉
   起雙臂,並抓住毛巾兩
   端,讓毛巾呈水平狀,
   此時毛巾抓起的寬度要
   比肩膀寬。

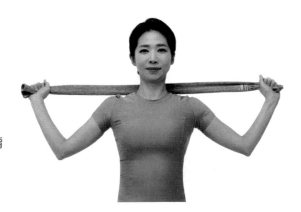

2. 雙臂往下拉,形
   成 W 字形,讓肩
   胛骨繃緊。

Point 避免肩膀過度用力,回到原位時,應注意肩膀不要跟著往上移。

彈力帶強化三角肌

功效　由於手臂要打直，並使用到肩膀三角肌，所以是保護關節的運動，跟舉起重物不一樣。不但能強化肩膀側面，預防肩部疾病，也能讓背部肌肉使用起來更靈活。

1. 站姿，直視正前方。右腳壓住彈力帶，右手臂抓住彈力帶末端。

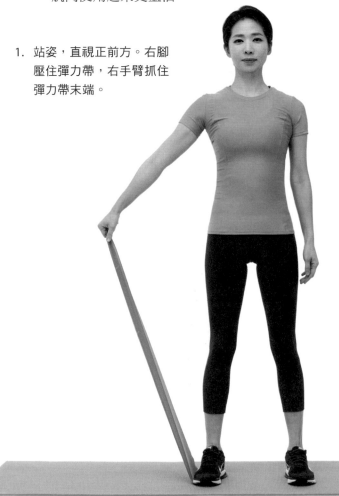

掃描看動作

每次 **5** 秒
反覆 **10** 次

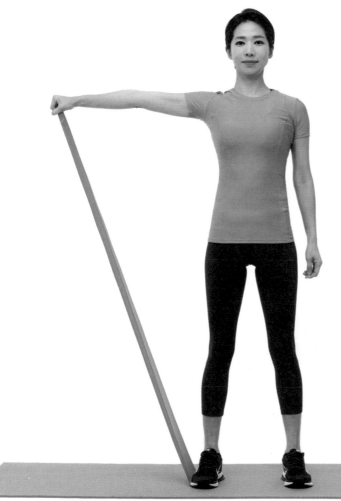

2. 像舉起物品一樣，
　　將右手臂舉至肩膀
　　的高度。之後換邊，
　　雙臂輪流操作。

Point 將彈力帶往上拉時，應避免手腕彎曲或肩膀同時抬起。

Chapter 5

常發生卻找不出原因的
7 個痛症問題──複合性症狀

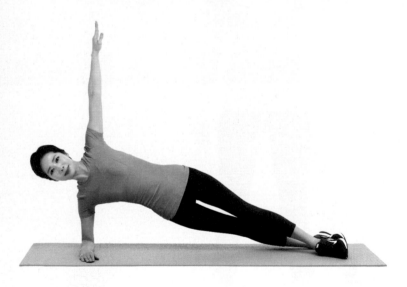

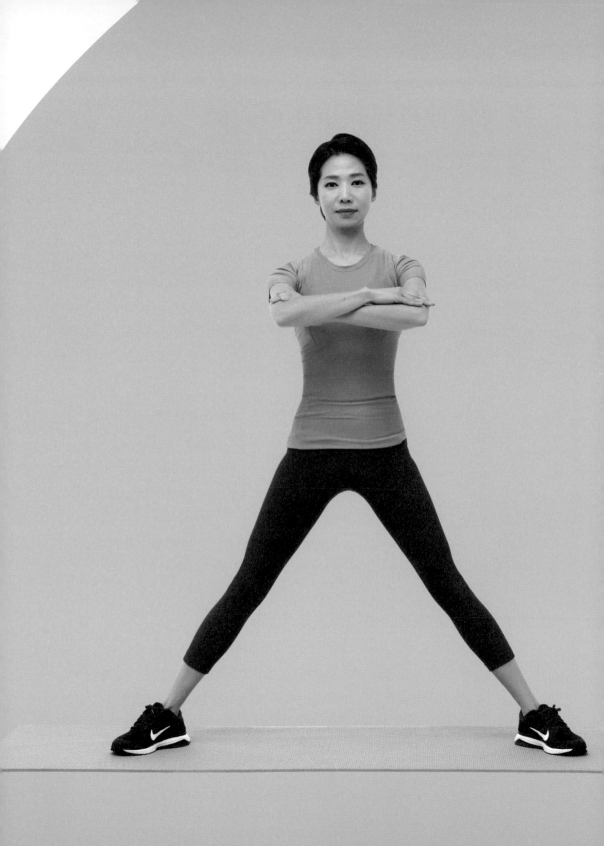

Case 01

全身不明疼痛和更年期有關？
女性年過四十會受荷爾蒙影響

　　四十三歲的女性來到診間。「我渾身疼痛，全身上下都在痛。」接著她臉部漲紅，隱忍的委屈湧上心頭，眼淚彷彿一下子就會潰堤。了解患者身體的疼痛是我的工作，但是理解患者心情也是治療的一部分，這點我也沒有忘記，所以我會盡可能地從頭到尾傾聽他們的故事。

　　「我的兩個兒子是高三準考生。」

　　「嗯？兩個兒子一起應試嗎？」

　　「是的，老大去年沒有考到理想分數，所以現在正在重修中。」

　　說不出話來好一會兒後，她突然看著我的臉好像要告白似地說：「大考結束後我也要接受治療！」

　　兩個兒子和先生應該將媽媽當作女王一樣對待，可是這群無情的男人們卻完全不在意她。即使媽媽痛得叫苦連天，他們也只會說一句「去看醫生！」要是先生生病了，她會抓藥給他吃，並且照顧他；如果兩個兒子發燒了，她會熬夜照料他們，然而卻沒有任何人照顧她。

　　「院長啊，家裡的男人們有關心我嗎？如果我老了、病了，也許會像舊皮箱一樣被拋棄也說不定，從現在起我要更關心自己的身體。」雖然是半開玩笑半認真說的話，但是冷靜想想卻是事實。

　　為兒子和先生犧牲卻忽略照顧自己的身體，最後年老生病，即使治療也不見效，將會讓家人被迫承受更大的犧牲。嚴格來說，如果自己沒有好好注意身體，家人就要一肩扛下所有責任。看著她充滿信心地大喊：「現在我真的要好好照顧自己的健康！」我也不知不覺地面露微笑。大

考結束後，她果真來了，且對我說：「我的手腕痛到無法洗碗，腳踝也痛到無法走路。」

四十歲後，肌肉量和代謝率都會開始下降

人的身體每一分每一秒都在老化，沒有歇息的一刻。膝蓋軟骨消失導致關節炎、脊椎有椎間盤退化症、手腕有腕隧道症候群等，這些都是老化所帶來的自然現象。一旦到了四十歲，不僅肌肉量減少，肌肉的力量也會以飛快的速度驟降，因此基礎代謝量也會隨之下降。不管再怎麼進食依然無精打采，甚至變成易胖體質。

從更年期開始，女性荷爾蒙便會逐漸消失，腹部肥胖的問題也會日漸嚴重，所以女性荷爾蒙十分重要，為此更要運動，避免肌肉量減少。你或許會反問：「一把年紀了還運動？」然而，只要六十歲做適合六十歲的運動，八十歲做適合八十歲的運動即可。

兒子大考結束後，她為了正式做好健康管理而前來看診，並且開始做增肌運動，後來不但身體年齡減輕了，也擺脫疼痛問題。

Doctor's talk

初經及更年期前後，女性要好好照顧身體！

在健康方面，女性有所謂的重要時期，那就是初次月經前後與更年期。這時，受到荷爾蒙劇烈變化的影響，身體也會發生變化。性荷爾蒙會迅速增加，不僅是身體上的發育，心靈和思想等一切事物也會產生劇烈變化。近來受到飲食和生活習慣不規律所影響，更年期提早的情況日益增多。一般來說，更年期約莫始於五十歲出頭，月經逐漸減少、生理期變短為其徵兆。為了避免女性荷爾蒙量急遽驟降，需要做強化肌肉的運動。運動能掌控荷爾蒙，為身體帶來活力。

下犬式抬臀

功效 舒緩大腿後側、小腿和上半身的背部肌肉，也能提升腳踝周圍肌群的活動力。

每次 **5** 秒
反覆 **10** 次

1. 身體呈三角形，雙臂伸直貼地，膝蓋盡量打直。

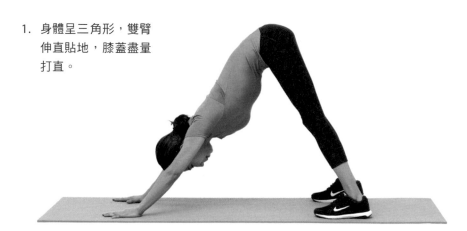

2. 踮腳使臀部向上抬起，延展上半身。腳後跟抬起來 5 秒後，再放下回到原位。

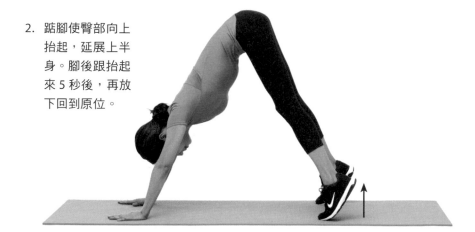

Point 努力維持打直的狀態，避免背部或膝蓋彎曲。

俯趴側抬腿

功效 能找到骨盆的平衡感，鍛鍊臀部肌肉，具有打造美
麗臀線的效果。

1. 呈四足跪姿，雙
   膝打開至與骨盆
   同寬，雙手打開
   與肩膀同寬。

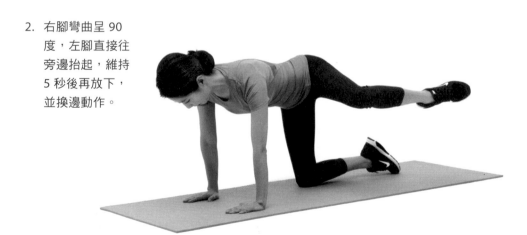

2. 右腳彎曲呈 90
   度，左腳直接往
   旁邊抬起，維持
   5 秒後再放下，
   並換邊動作。

Point 這時要避免將另一側的骨盆推向旁邊。抬不起來的那一腳可增加運動次數。

抗力球上下

功效 增強大腿內側肌肉力量，鍛鍊骨盆底肌等下腹部
肌群。

每次 **5** 秒

反覆 **15** 次

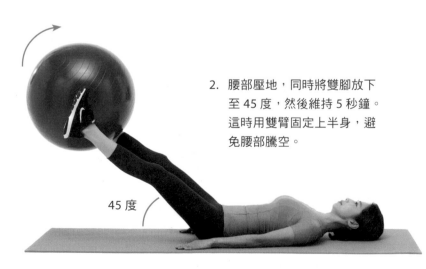

1. 將抗力球夾在雙腳
中間，抬腿並與地
面呈 90 度。

90 度

2. 腰部壓地，同時將雙腳放下
至 45 度，然後維持 5 秒鐘。
這時用雙臂固定上半身，避
免腰部騰空。

45 度

抗力球抬臀

功效 能讓下半身後側肌肉更結實，提高
骨盆的穩定性，並增強掌控身體重
心時會使用到的細部深層肌群。

掃描看動作

每次 **10** 秒
反覆 **20** 次

1. 躺姿，雙手緊貼地面，雙腳
   併攏後抬到抗力球上。

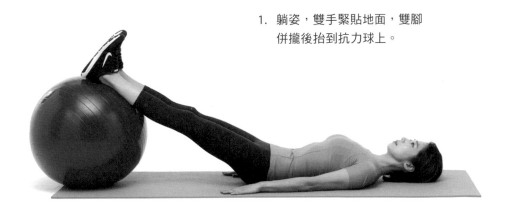

2. 臀部夾緊，再用腳後跟壓抗
   力球，並同時將臀部抬起，
   維持 10 秒再放下。

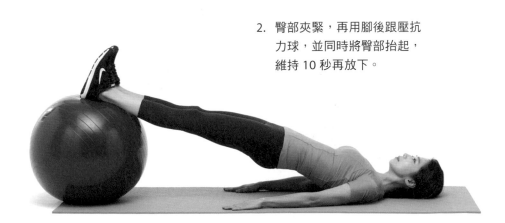

Point 這時要用手掌和手臂壓地，避免上半身晃動。

相撲式蹲坐

功效 能舒緩腿部內側肌肉，讓臀部和大腿前側肌肉強力收
縮。對於骨盆的穩定性和加強大腿內側肌肉力量有一
定效果，是鍛鍊虛弱下半身和骨盆周圍肌群的動作。

每次 **10**秒
反覆 **10**次

1. 站姿，抬頭挺胸，
雙腳張開至比肩膀
兩倍寬，雙臂舉至
胸口高度，腳尖朝
外呈 45 度。

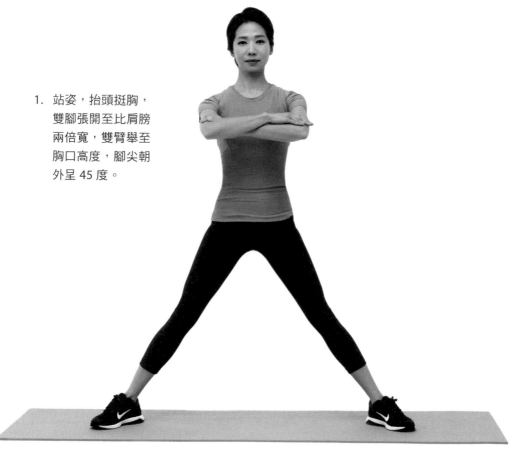

2. 慢慢屈膝，直到大
   腿跟地面平行後，
   維持 10 秒再回到
   原位。

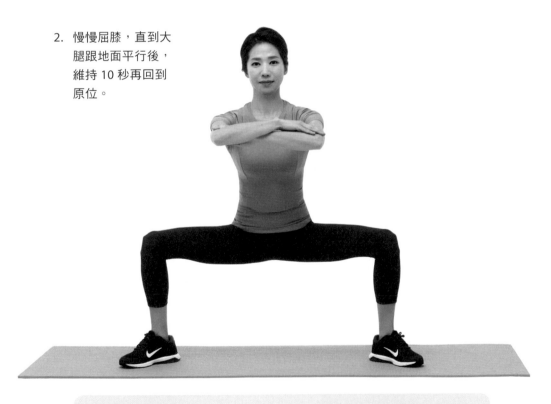

Point 此時要避免膝蓋向內縮。回到原位時，用腳後跟壓地，同時夾緊臀部。

吃太多藥讓身體疼痛又發胖！
調整飲食＋騎飛輪，三週有感

「姐姐，我妹妹病得不輕。」電話另一頭傳來關係要好的姐妹的聲音，她的聲音不太對勁。她的妹妹頸部和腰部疼痛劇烈，已經跑遍大邱一帶赫赫有名的大型骨科和大學附設醫院。然而，病情卻不見好轉，疼痛感只有在接受治療時會短暫消失，可是過沒多久又會復發，於是她最後決定前往位於首爾的大醫院看診。

在接受位於首爾的大學附設醫院的診療之前，她妹妹半信半疑地來找我，但她的樣子已經與結婚時完全不同了。皮膚不再像二十多歲時那樣稚嫩有彈性，而是鬆弛又浮腫，臉龐上盡是痛苦表情，那副模樣依然歷歷在目。任誰看了都覺得不像三十多歲，倒像是老了十歲，而且發福到令人擔心，甚至有嚴重的腹部肥胖問題。

她哽咽地說出第一句話：「我好累，快活不下去了。」頸部、腰部和肩膀的痛楚令她難以忍受，每一餐要服用的各種藥物和深深的無力感更導致她喪失活下去的念頭。

仔細看了厚厚一疊的診斷紀錄書影本後，我也不由自主地嘆了一口氣，我常說的「綜合型患者」就近在眼前。她依然患有懷老二時所罹患的妊娠性糖尿病，現階段無法調節血糖，血壓也很高。受到荷爾蒙疾病，即甲狀腺功能低下症的影響，她總是無精打采，沒辦法活動才會導致發胖，子宮內也有子宮肌瘤。

再加上白血球中的特定免疫細胞無法發揮功能，以致患有大大小小的疾病。不僅感冒不曾間斷過，更患有皮膚病，因此必須額外吃含有類固醇成分的感冒藥和皮膚用藥，同時服用各種藥物所衍生的副作用就是讓身體不適又發胖。

「相信我，給我三週的時間，我們一起努力。」前段時間她照著鼎鼎有名的醫學院教授們所說的話做，卻絲毫不見好轉，所以一臉狐疑地看著我，眼神中充滿半信半疑的神情。不過，在親姐姐「照院長說的話去做！」的催促下，她只好回答「是」。

一天騎三分鐘飛輪，就能強化肌肉

治療頸部、腰部和肩膀的疼痛，及糖尿病、高血壓、多囊性卵巢症候群和免疫細胞功能低下等疾病的關鍵就是，打造能停掉藥物的身體，為此需要改善飲食習慣和運動。一天吃三餐，每餐八百大卡，並以蛋白質和蔬菜為主，取代暴飲暴食的習慣。接下來的要求是，騎三分鐘室內飛輪車和進行強化深層肌肉的運動。

「只要一週三天，一天騎三分鐘飛輪，不過有一件事要遵守，那就是用全力騎六十秒後再休息一分鐘，並且重複三次！」一定會有人想得太簡單並詢問：「一天騎三分鐘也做不到嗎？」可是，話說得容易，一開始通常會心跳加速、喘不過氣來，大腿也會像燃燒一樣覺得疼痛。不過，由於身體會越用越發達，因此使出全力騎三分鐘並非難事。

Doctor's talk

靠藥物調節血糖或血壓，只會使器官更快退化

減重是調節血壓的必備條件。如果想要將血液輸送到較遠的地方，需要更大的壓力，因此血壓不得不升高。可是，如果是倚靠藥物來調節血壓，只會導致血管變得更狹窄。調節血糖也是，如果是從體外提供胰島素，胰臟將會逐漸喪失原來的功能，此時當務之急就是提高胰島素的活性，而這正是肌肉所負責的工作。我們對於藥效快感到習以為常，但同時也該適度去了解，為使藥效快速發揮，身體會發生哪些變化。

單腳側抬腿

功效 強健臀部的外旋轉肌群和支撐體重所使用的肌群，也能活化腳踝周圍肌肉。對更年期女性而言，是效果極佳的運動。

掃描看動作

每次 **5** 秒
反覆 **10** 次

1. 站姿，抬頭挺胸，雙腳張開至與肩同寬，雙手扠腰。

2. 找到身體的重心後，慢慢將一隻腳抬起，但不使用反作用力，並維持 5 秒再放下。

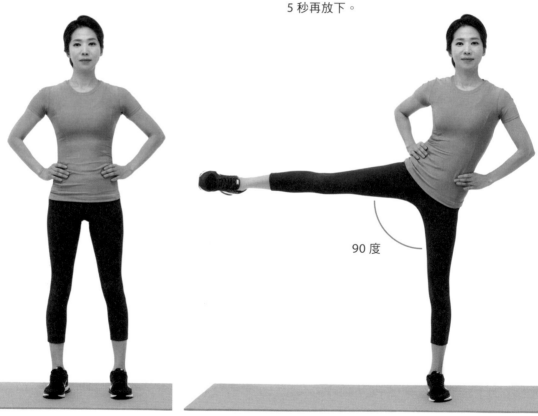

90 度

Point 這時應避免上半身傾斜。

單腳後抬腿

功效 強健臀部肌群，並活化腿部肌肉，訓練平衡感。

1. 站姿，抬頭挺胸，雙腳張開至
   與肩同寬，雙手扠腰。

2. 找到身體的重心後，將一
   隻腳往後抬再放下，並換
   邊動作。

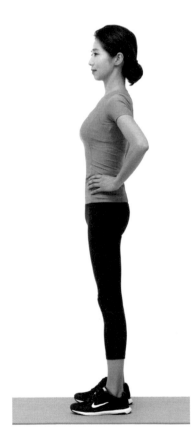

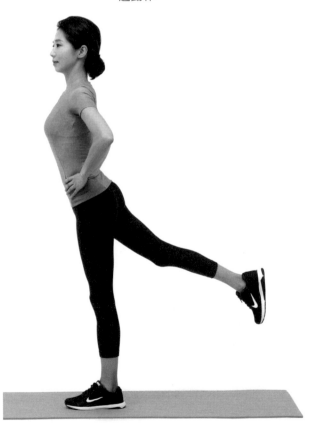

Point 這時應盡力挺起上半身，避免彎腰。

抗力球平板式

每次 **10** 秒
反覆 **20** 次

功效　這個動作會使用到背部和臀部的肌肉，對於打造充
　　　滿彈力的身體相當有效，能強健核心肌肉，幫助找
　　　到身體的重心。

1. 跪姿，將上半身靠在抗力球上。
　　這時手肘打開至與肩同寬。

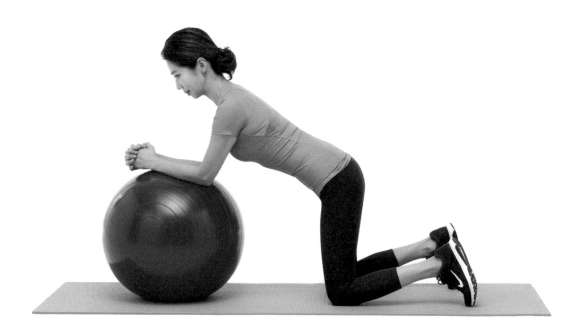

2. 腹部和臀部用力，並同時將膝
   蓋向後打直，讓身體呈斜線。

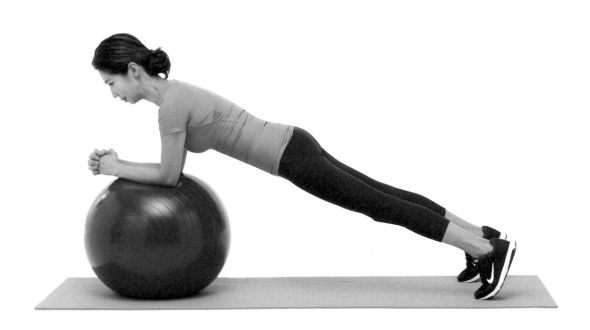

Point 這時臀部要用力，避免腰部下垂。

單膝側彎

每次 **5** 秒
反覆 **20** 次

功效 下半身的肌肉會隨著年紀增加而逐漸減少,必須多做腹部和下半身的運動。這個動作可以同時刺激大腿和腹部,增加下半身的肌肉量。

1. 站姿,抬頭挺胸,雙腿張開至肩膀的兩倍寬,雙臂舉至胸口高度,前臂疊起來呈一字形,腳尖朝外呈 45 度。

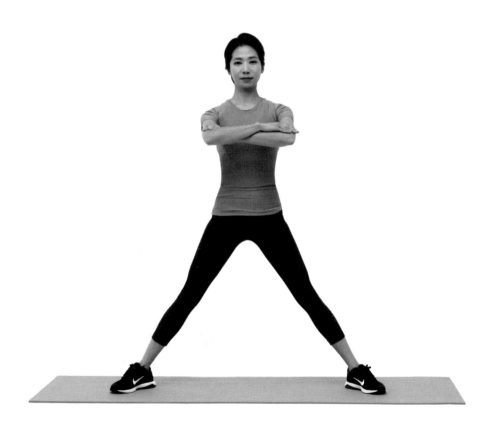

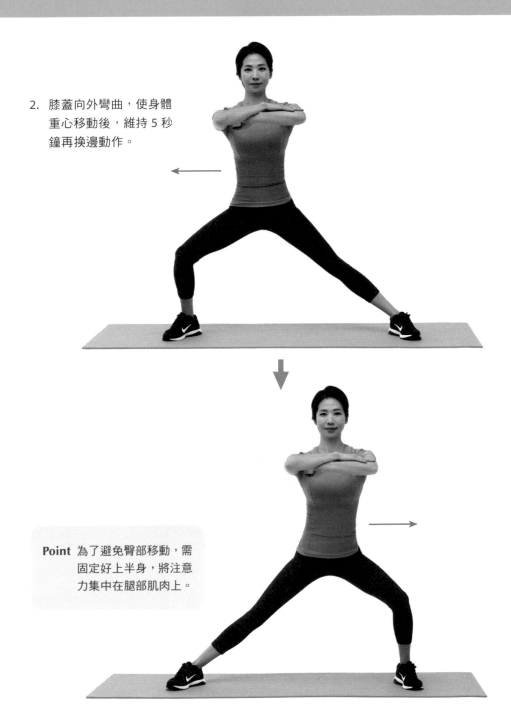

2. 膝蓋向外彎曲，使身體
   重心移動後，維持 5 秒
   鐘再換邊動作。

Point 為了避免臀部移動，需
固定好上半身，將注意
力集中在腿部肌肉上。

抗力球腰部訓練

功效　透過抗力球訓練核心力量，並強化腰部肌群，
　　　　預防腰痛。

每次 **5** 秒

反覆 **20** 次

1. 將背部靠在抗力球上並躺下，屈膝呈直
　 角，雙腳張開至與骨盆同寬，雙手十指
　 緊扣放在頭部後方。

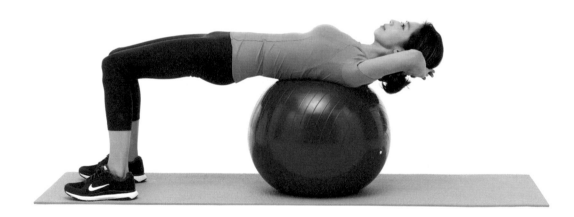

2. 一邊吐氣，一邊抬起上半身，並凝
   視正前方，維持 5 秒後回到原位。

   Point 這時應避免臀部下垂。

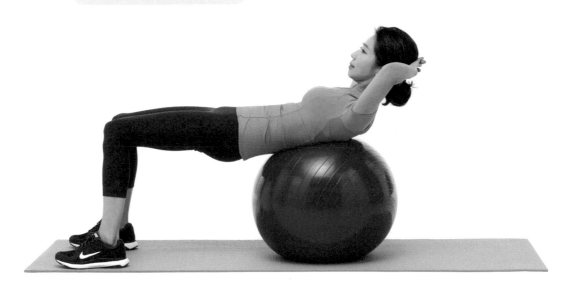

身體很沉，累到只想躺著！
調整飲食和睡眠，為身體充電

　　以職業婦女的身分過日子，是相當艱辛的事。我也是一邊養育八歲、兩歲的兩個孩子，一邊工作，所以總是忙得不可開交。趕在時間內將老大送去學校，再將老二托付給保母，然後才急急忙忙地趕去上班。每逢週末，總要忙著整理一週以來顧不到的廚房、擦掉殘留在水槽和地板的汗垢，還要清理冰箱，可說是一人扮演醫師、媽媽、主婦三種角色。但對於生活過得比我更忙碌的職業婦女來說，只不過是小巫見大巫。

　　某某女士是補習班講師，又身兼主婦和三兄妹的媽媽，她委屈地說，自己總是覺得身體沉重，每天下班回家後就覺得精疲力盡，根本沒有力氣再處理家務事。

　　檢查結果出爐，果然不出我所料，三十七歲的她有嚴重的退化性脊椎狹窄症，皮膚也很粗糙，看起來比實際年齡老了五、六歲，而且臉色暗沉，總是眉頭深鎖，臉上彷彿寫著「我好累」一樣。會這樣也是情有可原，她不但睡眠不足，飲食習慣更是亂七八糟。她說，孩子們飽餐一頓後，她會一邊收拾善後，一邊站在水槽旁，用一碗湯隨便打發一餐，連水也幾乎不怎麼喝。

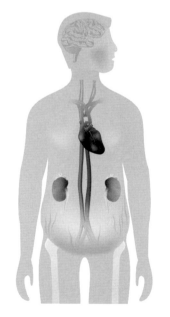

　　她的血糖值在空腹狀態下介於 100～140 之間，有點偏高，雖然有拿糖尿病的藥物，卻經常忘記服用。

通常檢視病患們的 X 光片時，腹部會在 X 光片的畫面範圍內，可是她的腹部卻超出 X 光片，幾乎要跑到外面去了。明明才三十幾歲，腹部的脂肪層卻厚到僅次於五十多歲正值更年期的女性。原因在於，以碳水化合物為主的不規律飲食習慣所致。由於蛋白質攝取不足，導致肌力明顯下降，相較於同齡女性，女性荷爾蒙數值也偏低。為了活化身體的功能，有必要改善飲食習慣和進行肌力運動。

三餐規律配合運動，連腰痛都治好了

「三餐要規律地進食，脂肪才不會囤積。人類的身體不是笨蛋，一旦用餐間隔變長，下一次用餐時，身體便會將大部分的卡路里累積起來，不當作能量使用。**吃早餐時，請務必要吃蛋白質。**」我請她購買分別包裝成一餐分量的減肥專用雞胸肉，並建議她每天早上都要吃。最重要的是，開立能強健深層肌肉的運動處方箋給她。

一個月後，不僅血糖和血壓回到正常值，荷爾蒙數值也達到平均值。這也如實反映出「為使女性荷爾蒙數值維持正常，運動是必須的」這一點。腰圍也減少了十五公分，令她開心不已。

Doctor's talk

只要肌肉量夠，吃再多也不容易胖

睡眠品質比睡眠時間重要，疲勞不是睡得多就會消失，如果睡眠品質不佳，再怎麼睡也覺得累。一旦到了更年期，女性荷爾蒙就會急速減少。然而，分散與分解脂肪細胞是女性荷爾蒙的功能之一，這就是為什麼二十多歲時全身上下發胖長肉，但是四十多歲起只有腹部發胖的原因。因此，到了女性荷爾蒙開始減少的三十多歲時期，肌肉運動是不可或缺的。只要肌肉細胞發達，吃再多都會被當作能量使用，不會發胖。

消除腹部贅肉的運動

瑜伽棒抬上半身

每次 **10** 秒

反覆 **15** 次

功效 大量使用腹肌和臀部肌肉，能刺激並鍛鍊深層肌群。對於固定脊椎有一定效果，同時也能讓身體充滿彈性。更能鍛鍊強化脊椎和包覆脊椎的肌肉，舒緩腰部疼痛。

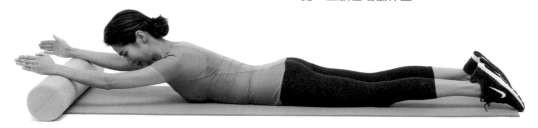

1. 趴姿，雙手打開至與肩同寬，並放在瑜伽棒上。

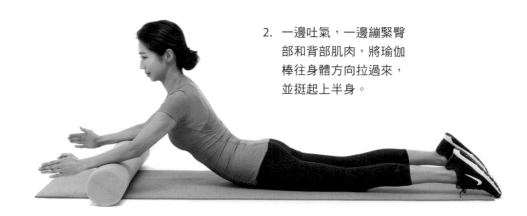

2. 一邊吐氣，一邊繃緊臀部和背部肌肉，將瑜伽棒往身體方向拉過來，並挺起上半身。

Point 這時應避免腰部過度彎曲。

跪姿腰部伸展

每次 **5** 秒
反覆 **10** 次

功效 放鬆腰部肌肉及鍛鍊柔軟度，同時也能有效舒緩腰
部疼痛。

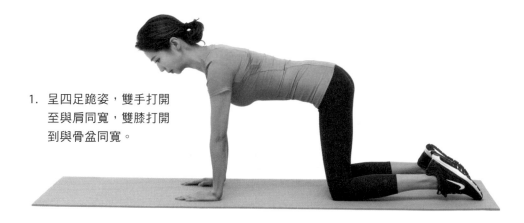

1. 呈四足跪姿，雙手打開
至與肩同寬，雙膝打開
到與骨盆同寬。

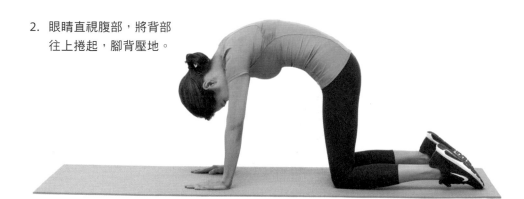

2. 眼睛直視腹部，將背部
往上捲起，腳背壓地。

Point 這時應避免將臀部往後移。

平躺呼吸法

每次 **5** 秒
反覆 **20** 次

功效　刺激呼吸時所用到的肌肉，提高身體肌群
　　　的活動力。

1. 躺姿，一邊吸氣，一邊抬
　　起腰部，讓腰部離地。

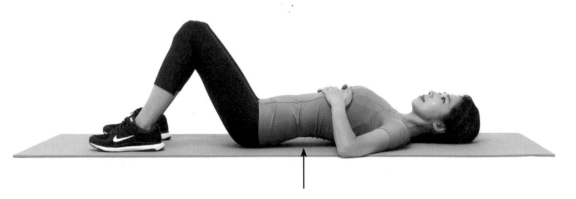

2. 一邊吐氣，一邊放下背
　　部和腰部，並輕輕壓地。

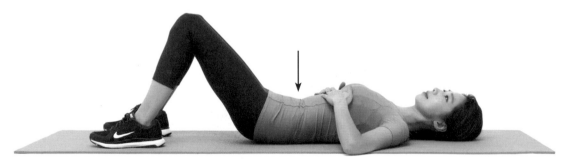

Point　這時肩胛骨會有往內繃緊的感覺。

平躺抬四肢

功效 訓練核心力量，並透過伸長手腳的
動作伸展四肢，強化腹部。

掃描看動作

每次 **5** 秒
反覆 **20** 次

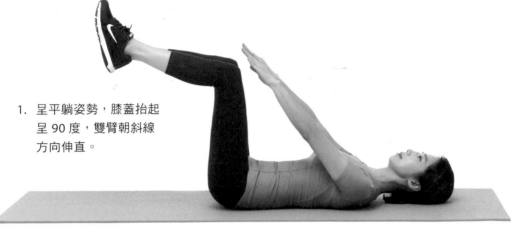

1. 呈平躺姿勢，膝蓋抬起
   呈 90 度，雙臂朝斜線
   方向伸直。

2. 膝蓋打直，雙腿伸直呈 45 度，
   腹部用力，並抬起上半身。

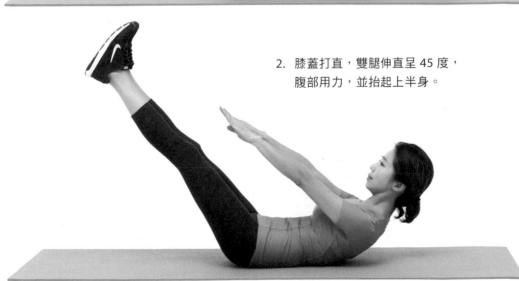

Point 下巴往下縮，避免頸部下方用力。

脊椎滑脫導致腳痛，無法走路！
先減重再做強肌運動，即可改善

　　看著無法運動的人，我都會想事出必有因。因為腰痛，連走路都很吃力；因為手臂或腿的老毛病，甚至連運動也不敢想。原因在於，他們抱有「運動就像舉槓鈴一樣，需要使出極大力氣且速度要快」的成見。然而，強健深層肌肉並使身體年齡回春的運動只要用輕微的力道就能辦到，而且速度緩慢，又能讓身體更柔軟。

　　四十多歲的女性來到診間，發胖的身軀加上眉頭深鎖的臉，從外觀上便充分呈現出「我不舒服」的徵兆。果然不出我所料，受到脊椎狹窄症、脊椎滑脫症的影響，她向我訴說腰痛的老毛病。

　　「您得運動才行。」我的話才剛說完，她便悶悶不樂地向我訴苦。

　　「我也想運動啊，可是腳實在太痛了，連走路都有困難，怎麼運動呢？沒有腳痛的人是不會懂的，先別說刺痛發麻的感覺了，我的腳腫起來，根本沒辦法踩在地上。因為無法運動，所以人也跟著胖了，人一發胖，腰就痛個不停。」

　　站在患者的立場，會說腳痛沒辦法走路是相當理所當然的事。她的腳有摩頓氏神經瘤。所謂的摩頓氏神經瘤是指，經過位於腳中央部位韌帶下方腳趾的神經受到腳趾頭根部的壓迫，進而使整隻腳趾頭產生疼痛感。只要走路或踏地，症狀就會惡化，但是只要腿一伸直，疼痛感就會消失。

　　「別擔心，首先您得控制體重，然後我再教您不太需要走動的運動。」然而，她卻半信半疑。

　　「哎呀，我屬於不運動就不會瘦的體質。」

「要少吃零食。」我話才剛說完，她便說：「我沒有吃零食，早上吃素食，中午和晚上主要在外用餐，但是也吃不多。」

「那中餐或晚餐請您少吃一餐，改吃我推薦的菜單。」於是我請她早餐吃水煮蛋和半顆蘋果，取代素食；晚餐吃半碗糙米飯和涼拌菜，或是雞胸肉和小黃瓜。隔天用豆腐搭配香蕉等食物來擬訂菜單，並且讓她完全不碰湯類。最重要的是，走路時她習慣腳不踏地，所以我先教她如何走路，如果阿基里斯腱到小腿後側的肌肉沒有得到緩解，將難以走出正確的步伐。

不需手術，腳痛也可透過伸展操改善

身體一旦不用，會漸漸變成派不上用場的狀態。她的關節僵硬，連轉動手臂都有難度。我不只開了背部肌肉、腹部和腰部的運動處方箋，為了不讓體重過度加壓在腳上，也教她坐或躺時可進行的伸展操，藉以放鬆髖關節肌肉。

時隔一個月後，成果揭曉，她的體重減輕四公斤。安裝腳部固定器後，摩頓氏神經瘤的問題也改善了。雖然她仍然有脊椎狹窄症和脊椎滑脫症的問題，但是已經不會感到疼痛了，這全都要歸功於「肌力」。

Doctor's talk

腳痛，可能是三種疾病的警訊

- **摩頓氏神經瘤**：經過腳趾的神經受到腳趾根部壓迫，導致腳趾發麻的症狀。
- **腱鞘炎**：肌肉附著於骨骼之上，腱鞘會包覆住「肌腱」，當腱鞘發炎時，就會形成腱鞘炎。腳掌會腫脹、發燙，覺得痛。
- **足底筋膜炎**：足底筋膜是附著在腳後跟到腳趾根部的厚纖維筋膜，當足底筋膜受到損傷，膠原蛋白就會變質，並引起發炎，形成足底筋膜炎。

腳趾猜拳練習

功效 刺激雙腳和位於周圍的小韌帶和肌肉群，可有效預防疼痛。

左右輪流

伸展 **2** 分鐘

1. 像比剪刀、石頭、布的石頭一樣，讓所有腳趾合而為一。

2. 盡可能張開大拇趾和食趾，比出剪刀的形狀。

3. 盡可能張開所有腳趾頭，比出剪刀、石頭、布的「布」。

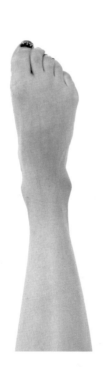
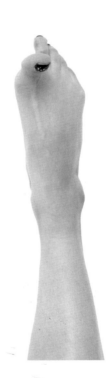
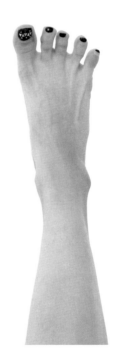

腳踝運動

功效 活化、刺激並強健腳掌及周圍肌群。

1. 用腳趾抓住毛巾，鍛鍊腳的力氣。

2. 將腳踝往身體方向拉，共做 2 分鐘，
   再換腳進行。

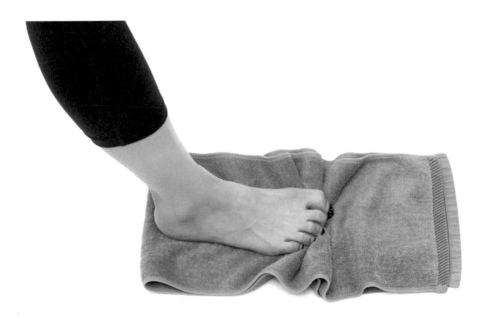

下犬式抬臀

功效 舒緩大腿後側、小腿和上半身的背部肌肉,也能提升腳踝周圍肌群的活動力。

掃描看動作

每次 **5** 秒
反覆 **10** 次

1. 身體呈三角形,雙臂伸直貼地,膝蓋盡量打直。

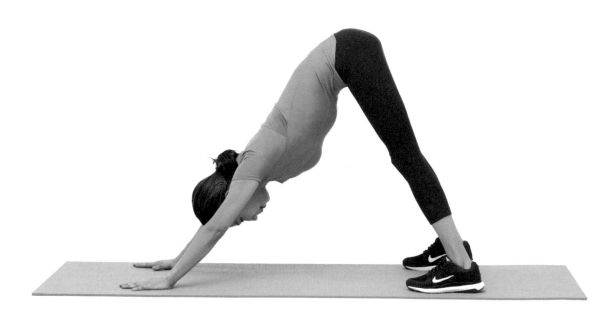

2. 踮腳使臀部向上抬起，
   延展上半身。腳後跟
   抬起來 5 秒後，再放
   下回到原位。

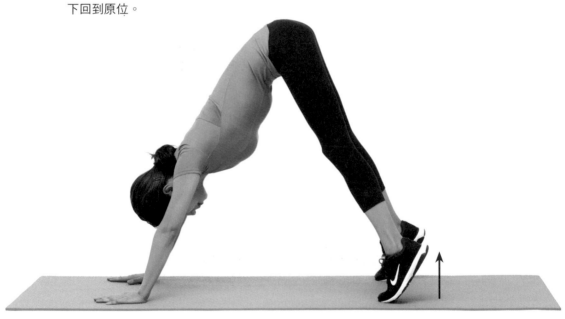

Point 努力維持打直的狀態，避免背部或膝蓋彎曲。

拉腳尖運動

功效　舒緩腳踝肌肉，讓肌肉變柔軟，有效預防運
　　　　動傷害，是腳踝動手術後的最佳復原運動。

每次 **10** 秒
反覆 **20** 次

1. 坐在地板上，左腳的膝蓋
　打直，右腳彎曲，並用右
　腳掌固定左膝蓋，避免它
　移動。

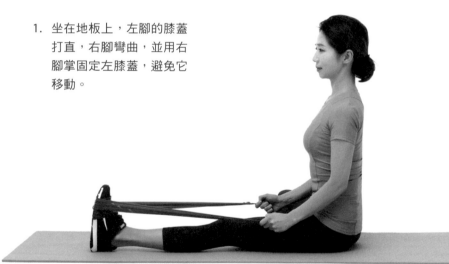

2. 用彈力帶包覆腳尖後，
   往身體方向拉。

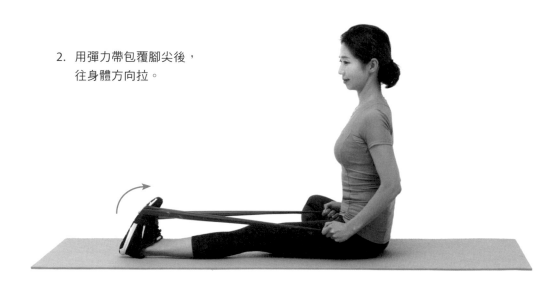

3. 腳尖改往身體的反方向伸
   直，之後換邊動作。

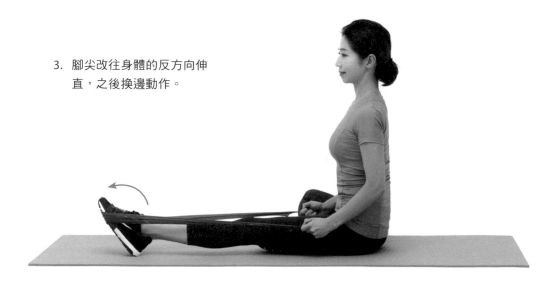

Point 這時應固定好膝蓋的位置，避免它移動。

原因不明，總是全身痠痛？
痛點越多，越可能是「纖維肌痛症」

在大邱經營蘋果園的四十多歲女性來到我們醫院，那份痛楚該有多麼苦不堪言呢？「疼痛感好像在我身上的每個角落跑來跑去，頸部、背部和腰部覺得刺痛，某天開始連膝蓋和腿也跟著痛了起來。因為在經營蘋果園，經常要開車，所以不論去哪裡我總是將礦泉水瓶靠在背上，由於實在太痛了，這樣做有指壓的效果，就會稍微舒服些。」她如此說著。

經常感到不明疼痛的症狀稱為「纖維肌痛症」。曾有二十多歲的大學生因纖維肌痛症太嚴重而休學，也有三十多歲的職業婦女為此辭掉工作，年齡層十分廣泛。他們全都訴苦「全身痠痛」、「吃藥也沒用」。

「壓力」會引發疼痛，產生痛點

一般來說，疼痛誘發點中只要有四到五個地方會痛，就會確診為「纖維肌痛症」。它通常會形成包覆肌肉的筋膜和在肌肉部位引起疼痛的堅硬組織，稱為「疼痛誘發點」。**壓力是纖維肌痛症的起因**，一旦有壓力，肌肉用力時會收縮，這時由於血液循環不佳，便會產生疼痛感。即使照了 X 光，也做了血液檢查，大多數會得到「沒有異狀」的結論。

由於經常感到疼痛，因此患者總是將「全身痠痛」掛在嘴邊。如果活著都沒有壓力該有多好，然而我們的人生卻與壓力密不可分。我既是職業婦女，又是兩個孩子的母親，每天都要與壓力打交道，如果沒辦法排除壓力，當壓力出現時，身體會如何反應正是問題所在。

舉例來說，有人在零下十度時沒辦法外出；反之，卻有人能外出，並吸著冷空氣哼唱。在零下十度這樣的外在壓力環境下，有些人具有與之抗衡的能力，有些人則沒有，我們稱之為免疫力。換言之，打造對外

部壓力有反應的體力
相當重要。

身為醫師，我詳
細地為病患解說：「肌
肉被薄薄的筋膜包覆
著，而那裡形成會引
起疼痛的堅硬組織。
舉例來說，有壓力時
筋膜會收縮，同時刺

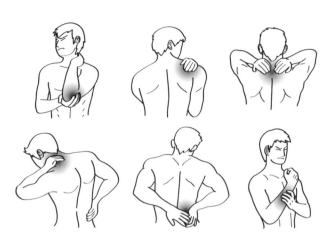

激疼痛誘發點。」雖然不至於痛不欲生，但是摸到或按到肌肉部位的堅
硬組織，疼痛感會加劇。而且不只有按壓處會痛，距離較遠的部位也會
出現疼痛感。如果想擺脫疼痛，必須透過伸展操來舒緩肌肉、改善筋
膜。為此，我開了能強健深層肌肉的運動處方箋給她。

一個月後，她的痛楚逐漸消失，氣色也變好了。如果你正在為不明
原因的痛楚、每天都全身痠痛的症狀而受苦，答案只有一個，那就是透
過伸展，打造能戰勝壓力的身體。

Doctor's talk

一旦出現疼痛誘發點，會使肌肉功能弱化

通常會形成包覆肌肉的筋膜和在肌肉部位引起疼痛的堅硬組織，我們將它稱為
疼痛誘發點，是因為肌肉過度緊張和氧氣不足而發生。疼痛誘發點會發生在一
塊或多塊肌肉上，可能會出現肌痙攣、運動範圍變小、肌肉弱化、自主神經系
統異常等各式症狀。

放鬆伸展

功效　藉由手腳拉長的動作，伸展
側腹部，放鬆身體。

每次 **10** 秒
反覆 **10** 次

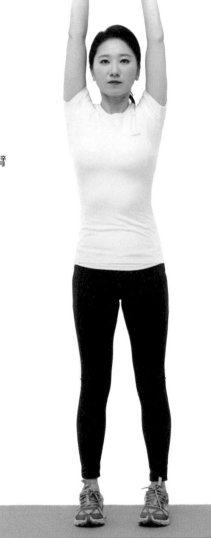

1. 十指緊扣，手臂
   向上舉高。

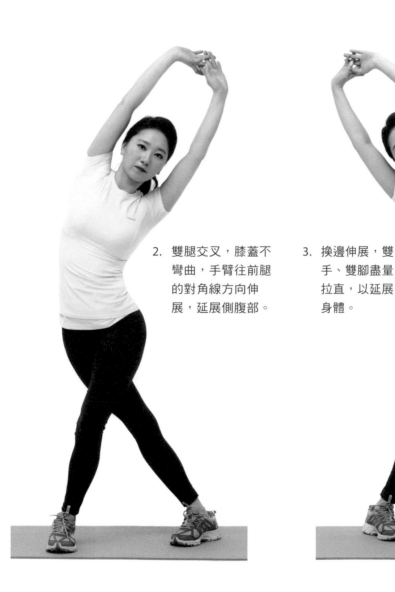

2. 雙腿交叉，膝蓋不彎曲，手臂往前腿的對角線方向伸展，延展側腹部。

3. 換邊伸展，雙手、雙腳盡量拉直，以延展身體。

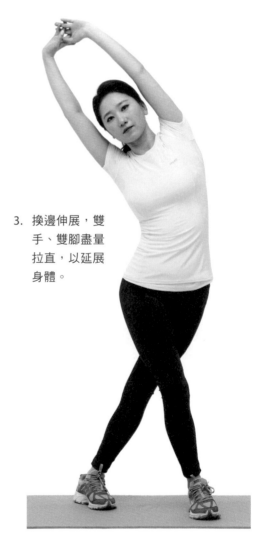

彎腰抓腳尖

功效　伸展腿部內側肌肉、背部和腰部。

每次 **5** 秒

反覆 **10** 次

1. 坐姿，雙腳盡量打開，
   上半身抬頭挺胸，腳尖
   朝向身體。

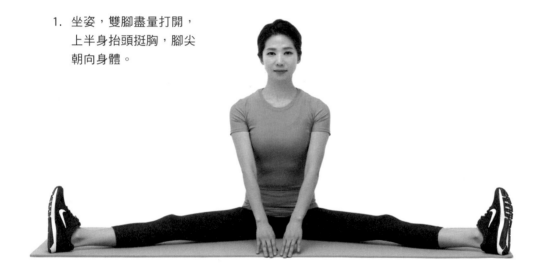

2. 大腿用力，避免膝蓋騰空，並同
   時彎腰抓左腳尖，停留 5 秒。

3. 換邊動作，用雙手抓右腳尖。

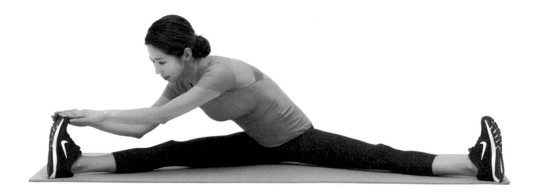

延展髂腰肌

每次 **10** 秒
反覆 **10** 次

功效　放鬆髖關節周圍肌群，並固定骨盆，避免骨盆
　　　被往後擠。也能舒緩腰痛，活化腹部肌肉。

1. 呈單腳跪姿，左腳往前伸，
　讓腹部和臀部肌肉收縮。

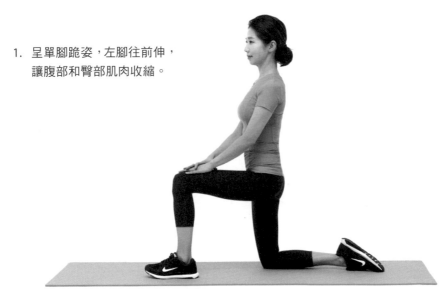

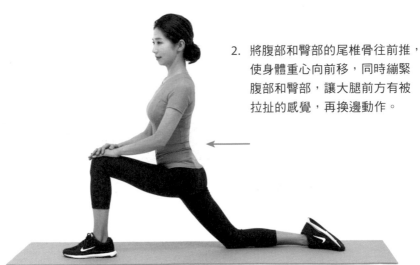

2. 將腹部和臀部的尾椎骨往前推，
　使身體重心向前移，同時繃緊
　腹部和臀部，讓大腿前方有被
　拉扯的感覺，再換邊動作。

俯趴單抬腿

掃描看動作

每次 **5** 秒
反覆 **20** 次

功效 這是能同時鍛鍊深層肌肉和平衡的運
動。如果只有某一邊操作順利，那麼
骨盆很有可能失衡了。失敗的那一邊
要更認真練習，如果這個運動對你來
說易如反掌，表示很健康。

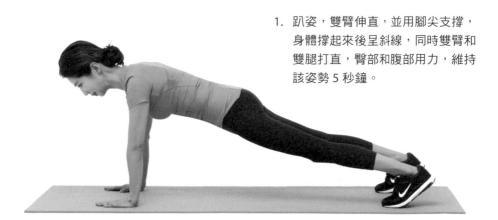

1. 趴姿，雙臂伸直，並用腳尖支撐，
身體撐起來後呈斜線，同時雙臂和
雙腿打直，臀部和腹部用力，維持
該姿勢 5 秒鐘。

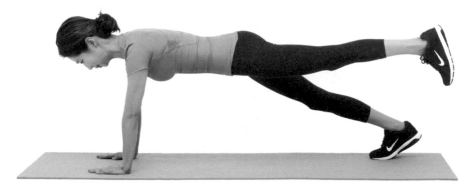

2. 抬起左腿，與地面平行，讓骨盆維
持一直線，之後換邊動作。

腰痛是因為啤酒肚？
先戒酒再增肌，才能消除疼痛

在外商證券公司上班的四十多歲男性前來接受治療，有別於看起來沉著穩重的外表，證券公司這份工作總是要被業績壓力追著跑，每到晚上，應酬更是不曾間斷過。如此一來，幾乎不可能有時間運動。因此，他早上會提早一小時起床，前往健身中心，然而腹部肥胖卻是他的煩惱。由於整天坐著工作，又要聚餐應酬，在酒不離手的情況下，跟腹部贅肉便成了無法分割的關係。

「您哪裡不舒服呢？」我才剛問完，他便開口說：「我的腰會痛。」檢查結果出爐，他有脊椎狹窄和退化性變化的發病可能性，如果置之不理，病情將會惡化。然而，更嚴重的問題是腹部肥胖。

「如果想要消除腰痛，就得先解決腹部肥胖的問題。從現在起要改善生活習慣，讓問題不要繼續惡化。」簡而言之，要先消除腹部贅肉。

「由於腹部的肌力變差，內臟被往前推，在肌肉鬆弛的狀態下，肚子看起來就會明顯向外凸出。」雖然內臟脂肪或皮下脂肪也同時存在著，但是必須整體一起改善。

因為久坐，男性關節炎有增加趨勢

一般而言，提到減輕體脂肪，男性們都不太能接受，原因在於他們不像女性那麼在意身材曲線。可是這位患者長期運動卻甩不掉腹部贅肉，又有腰痛的煩惱，所以他便欣然答應了。

「不過，要答應我一件事。為了減輕體脂肪，您必須禁酒三星期，包括酒、砂糖、鹽、油等，也要節制攝取量。」我提醒著。

他難為情地說：「我什麼都做得到，唯獨戒酒辦不到。」

我語重心長地說：「只要忍三星期即可。如果連這個也做不到，就是您根本沒有意志力。人生中，三星期一點也不長。」

他本人沒有察覺到，但是他的內側膝蓋軟骨已經磨損了，疼痛反應的檢查結果是關節炎初期。近來男性關節炎發病率提高，這是因為長時間久坐，進而使腿部肌力變差，膝關節穩定性下降的緣故。**體重越是增加，膝蓋內側軟骨越容易受損。**

我建議他將一天攝取的食物熱量減到一千卡以下，並鍛鍊腹部肌力，藉此消除肥胖和減輕腰部疼痛。為了防止膝關節炎繼續惡化，我也開了強健肌力的運動處方箋。

一個月後他興高采烈地說：「我不但買了新皮帶，連褲子也全部換新了！」運動期間，膝蓋的疼痛感也隨之消失了。原本因為肚子凸出而形成的駝背和圓肩也改善許多，總算擺脫大叔體型，現在看起來比實際年齡年輕十歲，也更有活力。

Doctor's talk

利用荷爾蒙，也能改善腹部肥胖

近來興起許多不同的減脂方式，「HCG 荷爾蒙療法」正是其中之一。HCG 荷爾蒙是將體脂肪變成燃燒卡路里的荷爾蒙，它平常在我們體內不工作，因飢餓而瀕臨死亡前或孕婦無法進食時，為了提供胎兒營養，它就會開始活動。刺激 HCG 荷爾蒙後，再將體脂肪轉換成卡路里的肥胖療法效果極佳。此外，透過運動將位在深層的熱引上來，促使腹部內臟脂肪快速燃燒的「深層透熱療法」也相當有效。

靠牆抬腳

功效　鍛鍊腳踝周圍的肌肉和下半身，
　　　　提高膝蓋的穩定性。

掃描看動作

每次 **5** 秒

反覆 **20** 次

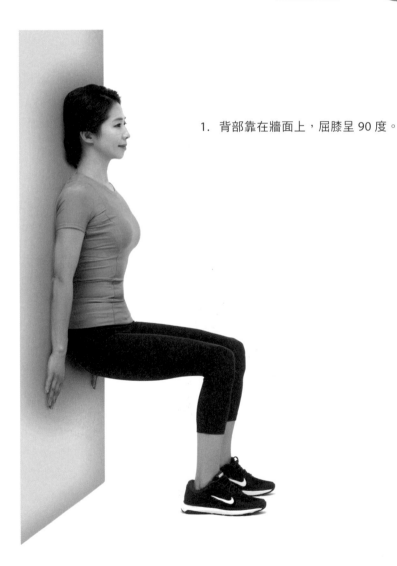

1. 背部靠在牆面上，屈膝呈 90 度。

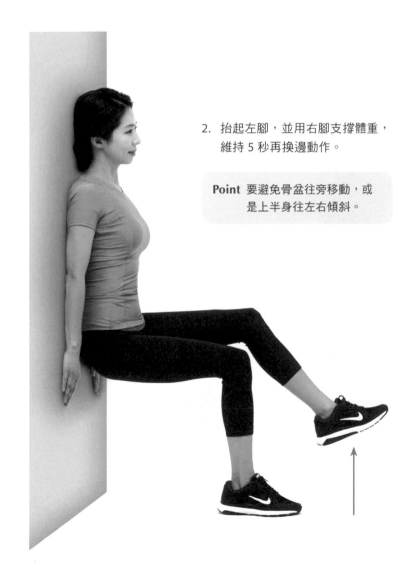

2. 抬起左腳，並用右腳支撐體重，
   維持 5 秒再換邊動作。

Point 要避免骨盆往旁移動，或
是上半身往左右傾斜。

站立抬腳

功效 提高腳踝穩定性，腹部用力的同時，也能
鍛鍊維持身體平衡的肌肉群。

每次 **5** 秒

反覆 **20** 次

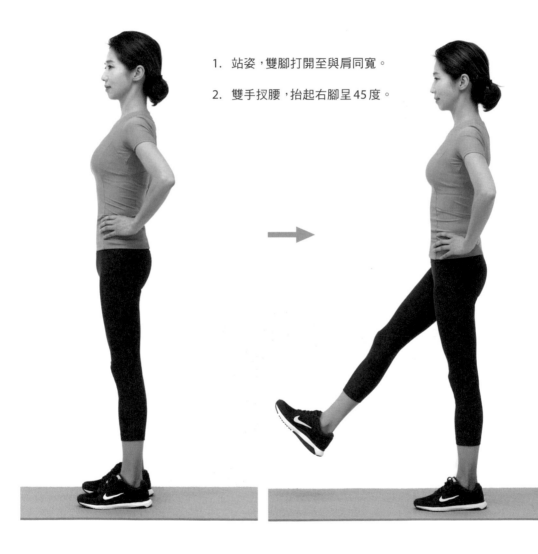

1. 站姿，雙腳打開至與肩同寬。

2. 雙手扠腰，抬起右腳呈 45 度。

3. 左腳彎曲支撐體重，這時應避
   免膝蓋過度朝向內側或外側，
   停留 5 秒。

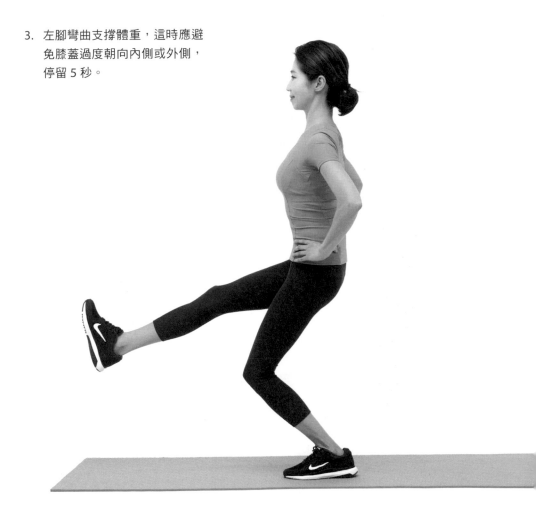

上半身後仰

功效　強化腹部肌肉，同時也能強健保護身體的核心肌群。

每次 **5** 秒
反覆 **10** 次

1. 上半身抬頭挺胸，
   屈膝坐下。

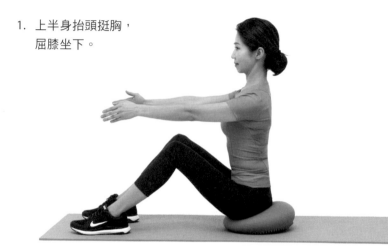

2. 上半身慢慢向後
   仰，並注意不要
   駝背。維持 5 秒，
   再回到原位。

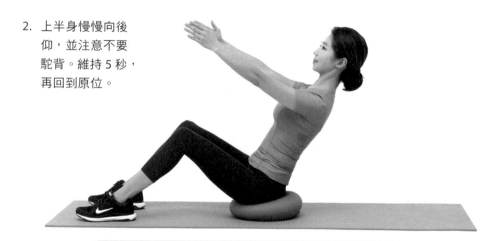

Point 注意不要彎腰駝背，膝蓋也要併攏，不要向外打開。

抬臀運動

功效 讓下半身後側肌肉更結實，提高骨盆的穩定性，並增強掌控身體重心時會使用到的細部深層肌群。

每次 **10** 秒
反覆 **20** 次

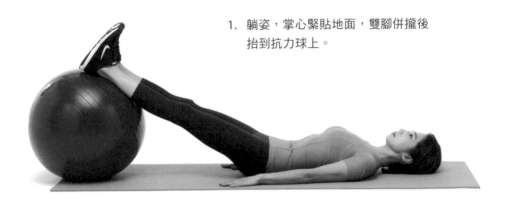

1. 躺姿，掌心緊貼地面，雙腳併攏後抬到抗力球上。

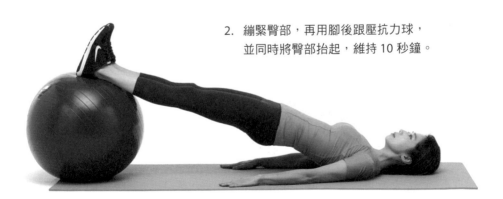

2. 繃緊臀部，再用腳後跟壓抗力球，並同時將臀部抬起，維持 10 秒鐘。

Point 這時可用手掌和手臂壓地，避免上半身晃動。

舉啞鈴時腰會痛？
恐是「腰椎前凸症」

　　最近許多人會在健身中心上一對一的教練指導課，目的是為了瘦身及打造曼妙體態，或是在理想部位上練出漂亮的肌肉。然而，如同在健身中心鍛鍊外觀上看得到的肌肉一樣，我們也需要傾注心力來鍛鍊深層肌肉的力道。原因在於，**隨著身體的老化，看不見的深層肌肉會失去力量，打亂全身的平衡**，進而使我們遭受疼痛的折磨。

　　他曾經是備受期望的私人教練，卻因為腰痛問題而前來醫院就診。

　　「腰痛到連坐下再起身都有困難，舉啞鈴更是痛不欲生。因為會痛，所以凡事都小心翼翼，而且再也不能做重量訓練了。若沒辦法做重量訓練，就等同於身為教練的生命就此畫下句點。擔任教練工作令我感到相當幸福，可是現在不能再工作了，讓我很憂鬱。」

　　我們面對面坐在門診交談，而我也明白他有多麼熱愛自己的工作。他對於能讓別人更健康的這份工作感到自豪，於是選擇了教練這條路，歷經千辛萬苦的過程，成為資歷十年的教練。除了累積專業知識，信任他的客戶也逐漸增加，但是如今卻要停掉工作，他的心情該有多沮喪呢？我也是如此。我還是醫學院學生時，一天大部分的時間都坐在書桌前唸書，受到腰痛影響，度過許多痛苦的時光。當時痛到連坐在書桌前都有困難，伴隨著無法消失的挫折感和憂鬱。最令人害怕的是，我擔心沒辦法從事自己熱愛的工作。透過打針和物理治療也無法解決的疼痛，我再次領悟到身為醫師的使命。

　　檢查結果出爐，腰椎前凸症、脊椎滑脫症和脊椎崩解症是他感到疼痛的原因。

腰椎前凸症、脊椎滑脫症和脊椎崩解症，常相伴出現

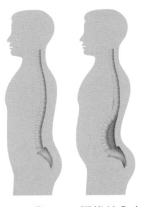

正常　　　腰椎前凸症

說到脊椎崩解症，一切都要歸咎於那令人感到害怕的病名，讓人誤以為脊椎真的斷掉了。實際上它並不是那麼嚴重的疾病，而是脊椎整體排列狀態有些錯位，所以從 X 光照來看，骨頭看起來好像分離了，實際上並沒有。

腰椎前凸症、脊椎滑脫症和脊椎崩解症經常相伴出現，所以為了讓他鍛鍊與這三種症狀有關的肌肉力量，我開了運動處方箋給他。他像教練一樣認真運動，所以復原速度相對很快。不到一個月，痛楚全都消失了，接受為期三個月的治療後，已看不出來有腰椎前凸症、脊椎滑脫症和脊椎崩解症。他表示，最重要的不是外觀上看得到的肌肉，而是深層肌肉的重要性。

「上了年紀後，看不到的肌肉全都走樣了，甚至還引發疼痛，如果察覺肌肉走樣，坐視不管也無法解決問題，一定要動起來。」

Doctor's talk

腰椎前凸症和骨盆的關係密切

骨盆和腰部相互連結，形成立體形狀，所以一旦脊椎變形，骨盆的形狀多半也會跟著變形。如果患有腰椎前凸症，為了支撐變形的脊椎，骨盆也會跟著變形，以便達到身體的平衡。因此，矯正骨盆讓它回到原來的位置相當重要。這是因為唯有骨盆動了，腰部才會跟著一起動的緣故。如果患有前凸症，內臟會被往前推，豎脊肌和腹直肌也會跟著鬆弛，並同時伴隨腹部肥胖的問題。

強化核心運動（初階）

每次 **10** 秒
反覆 **20** 次

功效　強化掌控身體重心的核心肌肉，並打造富有彈性的
背部和臀部。

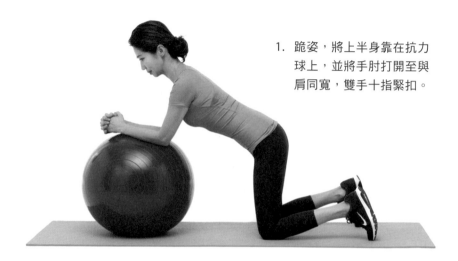

1. 跪姿，將上半身靠在抗力
球上，並將手肘打開至與
肩同寬，雙手十指緊扣。

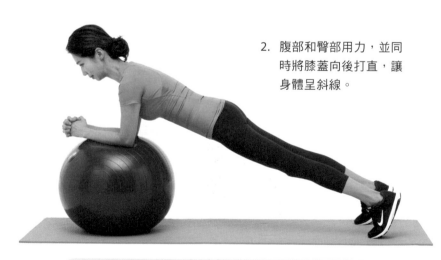

2. 腹部和臀部用力，並同
時將膝蓋向後打直，讓
身體呈斜線。

Point 這時臀部要用力，避免腰部下垂。

強化核心運動（進階）

掃描看動作

每次 **10** 秒
反覆 **10** 次

功效 不但能強化核心肌群，也能鍛鍊負
責保護腰部的肌肉和腹外斜肌。

1. 呈側臥姿，左手肘呈 90 度，
   右腳放在左腳前。

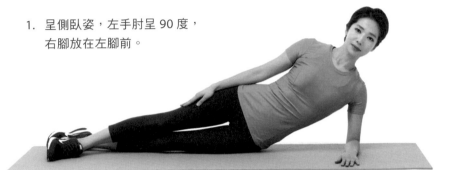

2. 右手伸直舉高，並同時將
   上半身抬起，從頭到腳尖
   呈對角線，放下後再換邊
   動作。

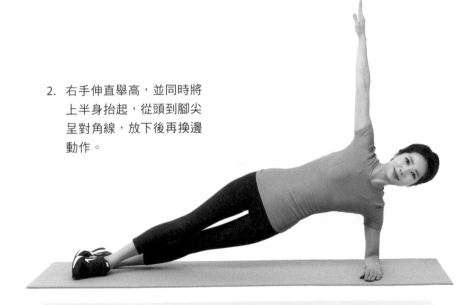

Point 指尖和另一側手肘必須呈一直線，腹部和臀部用力，避免身體晃動。

抗力球腰部訓練

功效　透過抗力球訓練核心力量，並強化腰部肌群，預防
腰痛。

每次 **5** 秒

反覆 **20** 次

1. 將背部靠在抗力球上並躺下，屈膝
呈直角，雙腳張開至與骨盆同寬，
雙手十指緊扣放在頭部後方。

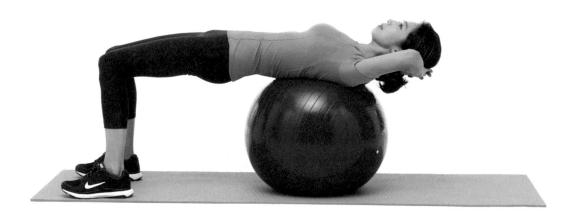

2. 一邊吐氣，一邊抬起上
   半身，並凝視正前方，
   維持 5 秒後回到原位。

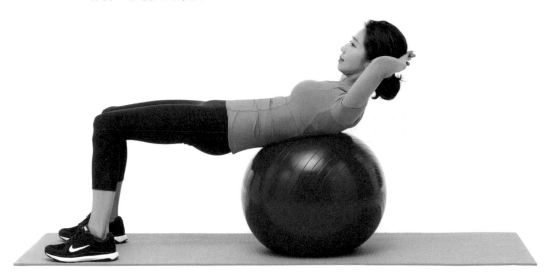

Point 核心要用力，才能避免臀部下垂。

膝蓋壓抗力球

每次 **10** 秒

反覆 **10** 次

功效　放鬆髖關節髂腰肌，讓腰部肌肉群使用起來更
　　　　靈活，同時也能舒緩腰痛。

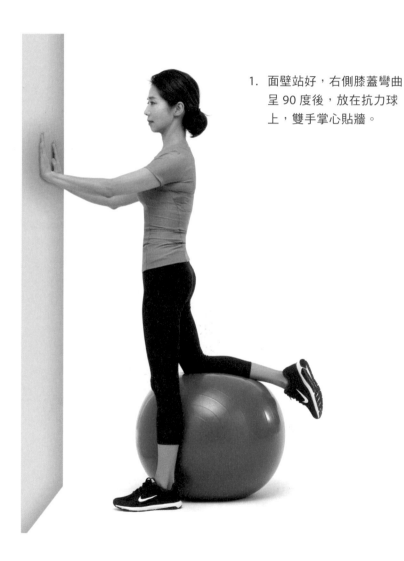

1. 面壁站好，右側膝蓋彎曲
　　呈 90 度後，放在抗力球
　　上，雙手掌心貼牆。

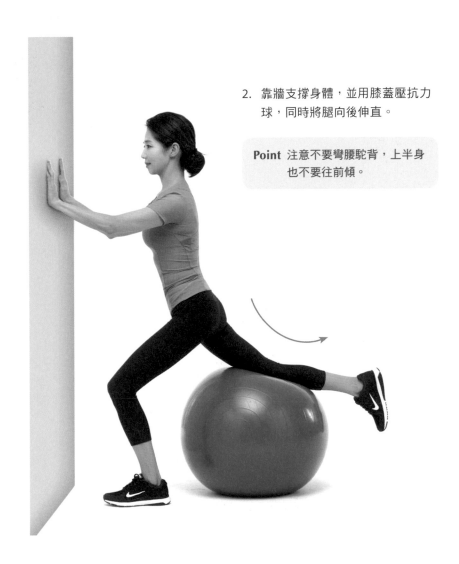

2. 靠牆支撐身體,並用膝蓋壓抗力
   球,同時將腿向後伸直。

   Point 注意不要彎腰駝背,上半身
   也不要往前傾。

疼痛是身體失衡時所出現的警訊，
只要不忽略這樣的警訊，就有機會治癒。
身體的狀態是由自己打造，等於是人生的成績單。

江南 Seran 醫院　**金修然** 院長

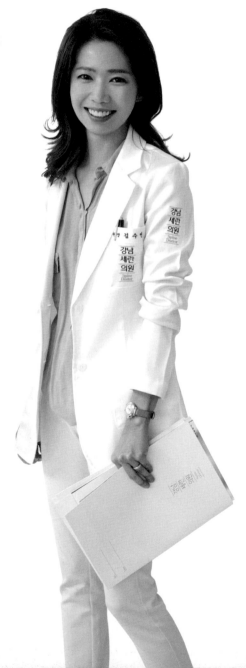

BELLE MADAME massage ball
‖舒筋按摩器‖

簡単セルフマッサージ！

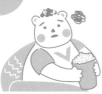 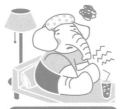 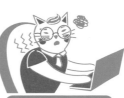

久坐沙發熊腰族　　**循環不良象腿族**　　**頸肩僵硬貓背族**

TPR 橡膠製作
安全無毒

適中尺寸,方便您隨身攜帶,即使在辦公室、旅行

都可以隨時按摩紓壓,讓身體肌肉放鬆~

能幫助放鬆運動後緊繃的肌肉也可按摩背部、手部穴道

作為日常放鬆、紓壓、按摩用品

新品
上市中

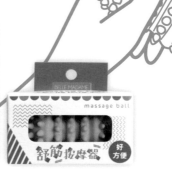

massage ball

舒筋按摩器

針對穴位

舒筋按摩器 輕鬆紓壓

massage ball

舒筋按摩器 好方便

 表面凹凸設計
體積小巧、隨時放鬆
方便易攜帶！

 針對穴位設計
舒適按摩、輕鬆易握
施力更方便！

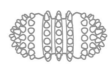 凸點與弧度設計
可全方位按摩
滾動按摩更舒適！

腰 腿 背
僵硬痠痛OUT！

貝麗瑪丹
BELLE MADAME

美妝美容健康小物

服務電話：05-2854796

www.belle-madame.com

商品影片

健康力
鬆筋膜‧除痠痛‧雕曲線的強肌伸展解痛聖經：

不吃藥、免手術，有效改善激痛點的114個修復運動

2020年1月初版　　　　　　　　　　　　　　　　　　定價：新臺幣400元
有著作權‧翻印必究
Printed in Taiwan.

著　　者	金	修		然
譯　　者	林	育		帆
叢書主編	陳	永		芬
校　　對	陳	佩		伶
封面設計	比比司設計工作室			
內文排版	葉	若		蒂
影片協力	陳	鈺		涵
編輯主任	陳	逸		華

出　版　者	聯經出版事業股份有限公司
地　　　址	新北市汐止區大同路一段369號1樓
編輯部地址	新北市汐止區大同路一段369號1樓
叢書主編電話	(02)86925588轉5306
台北聯經書房	台北市新生南路三段94號
電　　　話	(02)23620308
台中分公司	台中市北區崇德路一段198號
暨門市電話	(04)22312023
台中電子信箱	e-mail：linking2@ms42.hinet.net
郵政劃撥帳戶	第0100559-3號
郵撥電話	(02)23620308
印　刷　者	文聯彩色製版印刷有限公司
總　經　銷	聯合發行股份有限公司
發　行　所	新北市新店區寶橋路235巷6弄6號2樓
電　　　話	(02)29178022

總 編 輯	胡	金	倫
總 經 理	陳	芝	宇
社　　長	羅	國	俊
發 行 人	林	載	爵

行政院新聞局出版事業登記證局版臺業字第0130號

本書如有缺頁，破損，倒裝請寄回台北聯經書房更換。　　ISBN　978-957-08-5451-0（平裝）
聯經網址：www.linkingbooks.com.tw
電子信箱：linking@udngroup.com

國家圖書館出版品預行編目資料

鬆筋膜‧除痠痛‧雕曲線的強肌伸展解痛聖經：不吃藥、
免手術，有效改善激痛點的114個修復運動/金修然著．林育帆譯．初版．
新北市．聯經．2020年．1月．232面．17×23公分（健康力）
ISBN　978-957-08-5451-0（平裝）

1.肌筋膜放鬆術　2.運動健康

418.9314　　　　　　　　　　　　　　　　　　　108021096